米伯让全书

（下　册）

主　编　米烈汉

世界图书出版公司

西安　北京　上海　广州

图书在版编目（CIP）数据

米伯让全书/米烈汉主编. —西安：世界图书出版西安有限公司，2019.4
ISBN 978 - 7 - 5192 - 6112 - 2

Ⅰ. ①米…　Ⅱ. ①米…　Ⅲ. ①中医学—文集
Ⅳ. ①R2 - 53

中国版本图书馆 CIP 数据核字（2019）第 067166 号

书　　名　米伯让全书
　　　　　MIBORANG QUANSHU
主　　编　米烈汉
责任编辑　胡玉平
装帧设计　新纪元文化传播
出版发行　**世界图书出版西安有限公司**
地　　址　西安市北大街 85 号
邮　　编　710003
电　　话　029 - 87214941（市场营销部）
　　　　　029 - 87234767（总编室）
网　　址　http://www.wpcxa.com
邮　　箱　xast@ wpcxa.com
经　　销　全国各地新华书店
印　　刷　陕西奇彩印务有限责任公司
开　　本　787mm × 1092mm　　1/16
印　　张　62.5　彩插 60
字　　数　1200 千
版次印次　2019 年 4 月第 1 版　2019 年 4 月第 1 次印刷
国际书号　ISBN 978 - 7 - 5192 - 6112 - 2
定　　价　238.00 元(上、中、下三册)

医学投稿　xastyx@163.com ‖ 029 - 87279745　029 - 87286478
☆如有印装错误,请寄回本公司更换☆

《米伯让全书》 编委会

余忝列医林数十载，深感欲做一名医易，而欲做一医德高尚而医术高明之名医实为难矣！

——米伯让

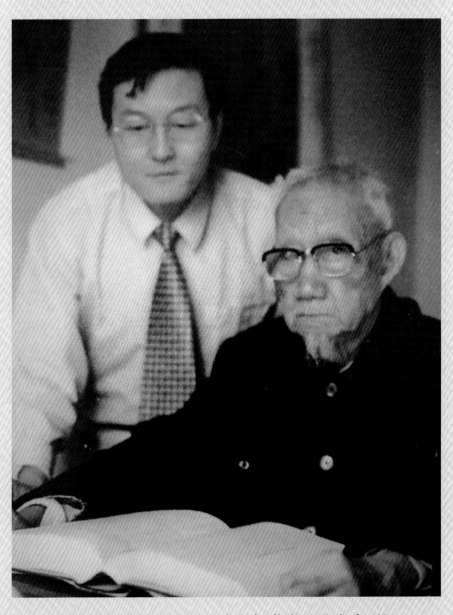

中医泰斗米伯让先生（右）与学术继承人米烈汉

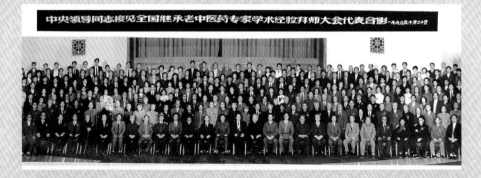

1990年10月，米伯让先生作为陕西省继承老中医药专家学术经验指导老师代表、米烈汉作为学术继承人代表，出席在北京人民大会堂召开的全国继承老中医药专家学术经验拜师大会，受到中央领导同志接见，第1排右3为米伯让先生；下图为米伯让先生"全国继承老中医药专家学术经验指导老师荣誉证书"

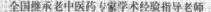

全国继承老中医药专家学术经验指导老师

荣 誉 证 书

根据人事部、卫生部、国家中医药管理局人职发〔1990〕3号文件精神、

 同志于一九九〇年十月被确定为继承老中医药专家学术经验指导老师，为培养中医药人才做出了贡献，特发此证。

证书编号：26９１403   一九九四年十月二日

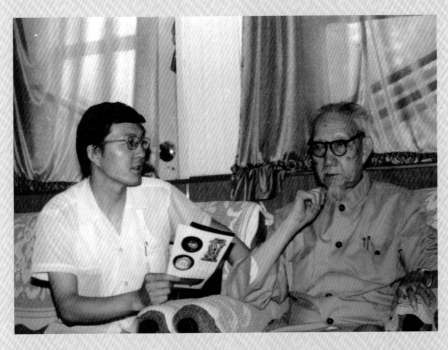

1991年6月，米伯让先生（右）出席陕西中医药大学医史博物馆成立典礼并讲话，向学术继承人讲授陕西中医药发展情况

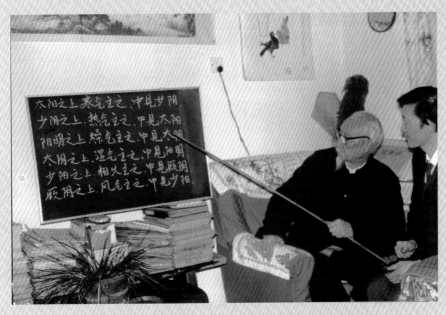

1991年，米伯让先生为学术继承人授课

1981年，卫生部、上海科学技术出版社聘请米伯让先生为《中国医学百科全书》编辑委员会委员

兹 聘 请 **米伯让** 同 志
为 中 国 医 学 百 科 全 书
编 辑 委 员 会 委 员

中华人民共和国卫生部
上海科学技术出版社
一九八一年四月十七日

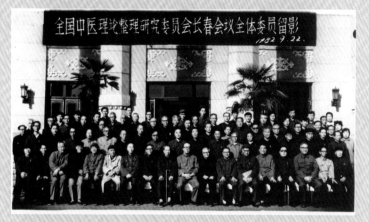

1982年9月，米伯让先生（第1排右6）参加全国中医理论整理研究委员会长春会议

1991年4月，米伯让先生（第1排右8）参加《中华大典·医学分典》论证会，与代表们合影

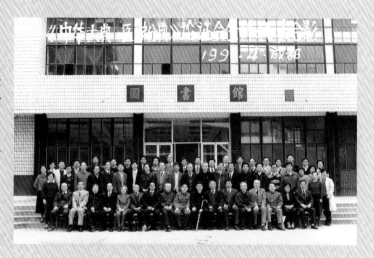

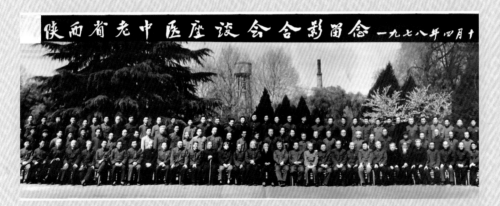

1978年4月，米伯让先生（第1排右13）出席陕西省老中医座谈会

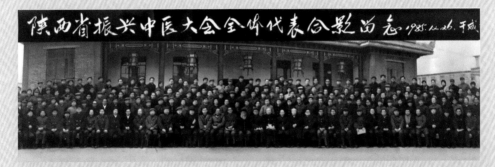

1985年12月，米伯让先生（第1排右20）出席陕西省振兴中医大会

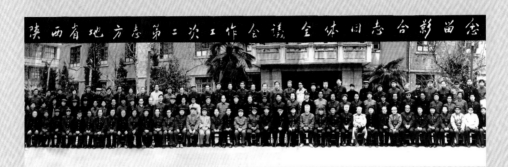

1988年，米伯让先生（第1排右17）出席陕西省地方志第二次工作会议

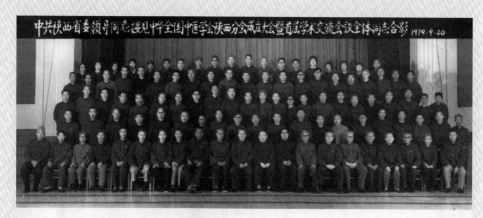

　　1979年9月，中共陕西省委领导与参加中华全国中医学会陕西分会成立大会暨首届学术交流会议的全体同志合影。第1排右6为米伯让先生

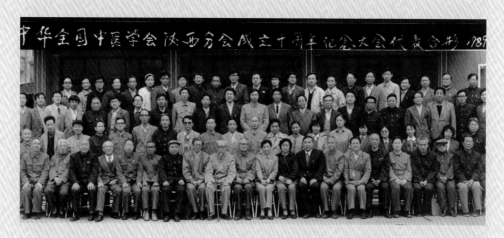

　　1989年10月，米伯让先生（第1排左9）参加中华全国中医学会陕西分会成立十周年纪念大会

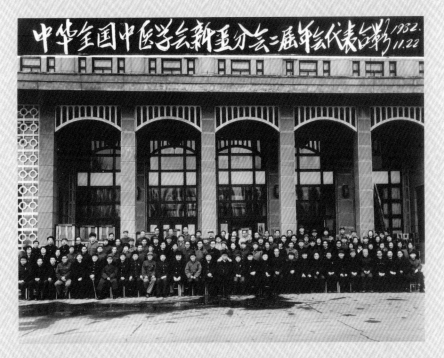

1982年11月，米伯让先生（第1排左15）应邀参加中华全国中医学会新疆分会第二届年会

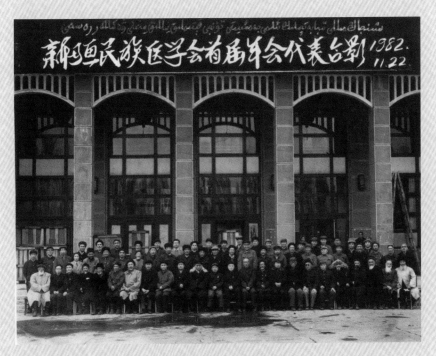

1982年11月，为加强民族医药交流，米伯让先生（第1排左11）应邀参加新疆民族医学会首届年会

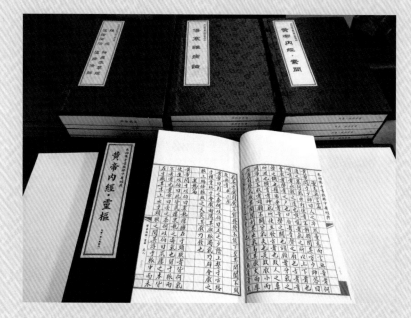

　　米伯让先生手书校录的《黄帝内经·素问》《黄帝内经·灵枢》《伤寒杂病论》《神农本草经》《难经》《温病条辨》等5部中医经典著作已于2017年出版

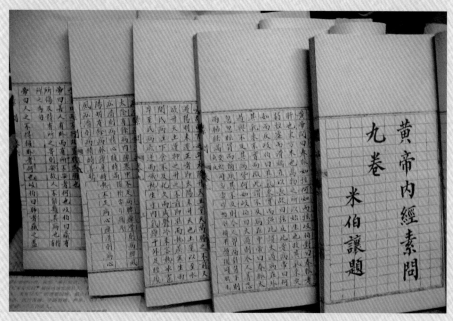

米伯让先生手书校录《黄帝内经·素问》书影

道通天地術通聖
儒中隱逸醫中真

　　1935年，黄竹斋先生再诣耀县拜谒真人祠宇，撰写楹联"道通天地术通圣，儒中隐逸医中真"。1982年，在《伟大的医药学家孙思邈》图册印行之际，米伯让先生为图册题写该楹联，以志纪念

立志居敬
窮理反身
明誠並進
敬義偕立

恭錄

朱子白鹿洞語

歲次己巳除夕

後學

石齋

時年七旬有一月登

米伯让先生手书朱熹白鹿洞铭言，悬挂于家中书房

米伯让
全书

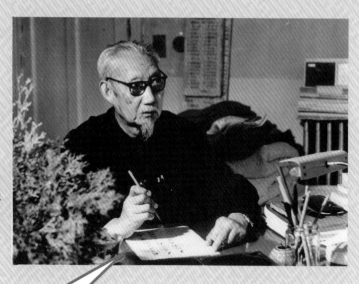

1985年，米伯让先生为中国中医研究院成立30周年题写贺词

顶天立地繼往開來
振興中醫責無旁貸
立足中國放眼世界
民族自尊始放異彩

中國中醫科學院成立三十週年伯念承面徵文余不學無術醫學粗林忝膺斯旨也其圖佳章片吾慮鴻圖展偉圖以示表賀耳

一九八五年歲次乙丑孟冬

陝西蕭生米伯讓謹書

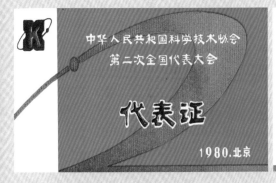

1980年，米伯让先生出席中国
科学技术协会第二次全国代表大会

1978年，米伯让先生被选为
陕西省科学大会代表

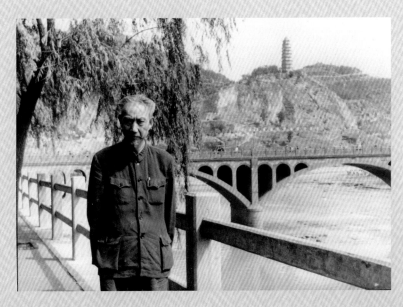

　　1982年，组织安排米伯让先生赴日本讲学。临行之际，因日本文
部省为其侵华罪行翻案，把"侵略"我国说成"进入"，米伯让先生
闻听愤慨地说"日本既能背信弃义，我有何学可讲？我不能为羡慕异
国一游而屈辱民族气节"，坚决取消行程。反映了米伯让先生强烈的
爱国主义精神

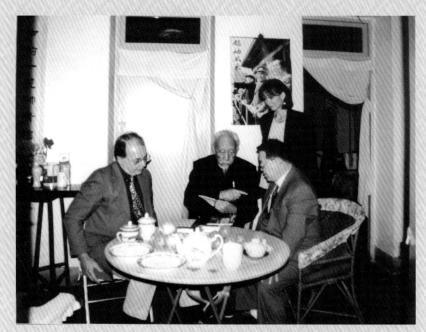

1997年，米伯让先生在家中接待美国学者拜访

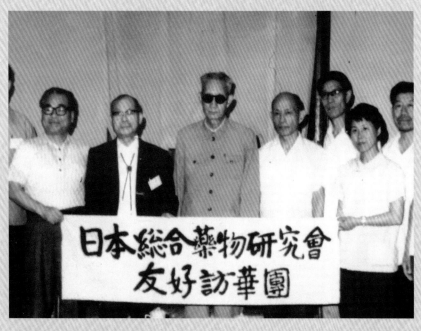

1980年，米伯让先生（前排右3）接待以矢数道明先生（前排右4）为首的日本医学代表团

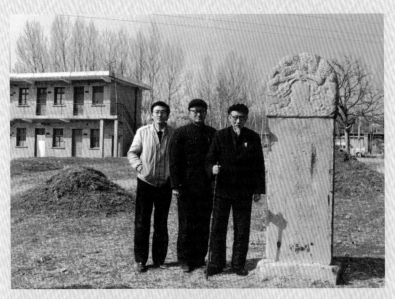

　　1989年，在"孙思邈医德纪念碑落成典礼暨孙思邈医德思想研讨会"筹备期间，米伯让先生（右1）与陕西省政协副主席李经纶（中）、学术继承人米烈汉拜谒耀县孙思邈故里

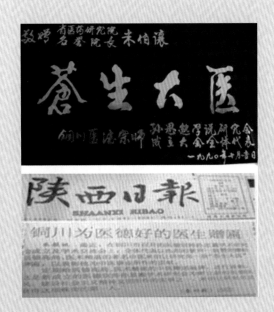

　　1990年，在铜川召开的"医德宗师孙思邈学说研究会"成立大会上，与会代表敬赠米伯让先生"苍生大医"匾额，《陕西日报》《陕西卫生志丛刊》予以报道

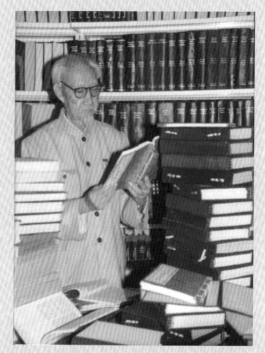

米伯让先生在陕西省中医药研究院图书馆查阅资料

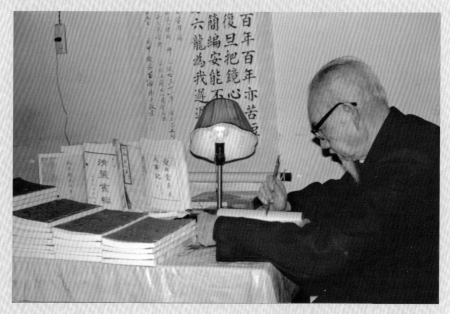

米伯让先生整理文献资料

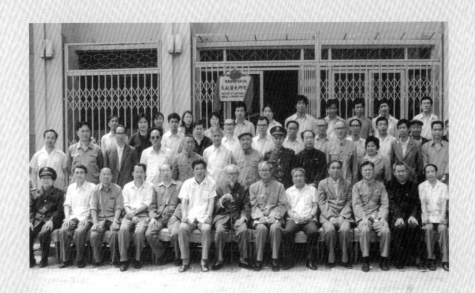

　　米伯让先生非常重视中医基础理论研究和文献医史研究。在他的关心支持下，1987年，陕西省中医药研究院文献医史研究所正式成立，米伯让先生（第1排中）与参会领导、专家合影

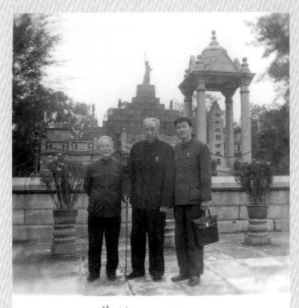

黄花岗公园留念

　　1983年，米伯让先生（中）到广州中医药大学调研，与邓铁涛教授（左1）、米烈汉合影，并赋诗一首

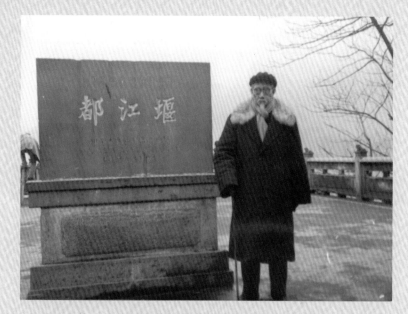

1986年，米伯让先生参观都江堰，并赋诗一首

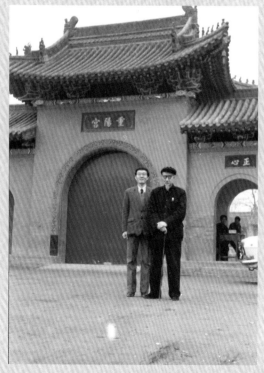

1987年10月，米伯让先生拜谒重阳宫，并赋诗一首

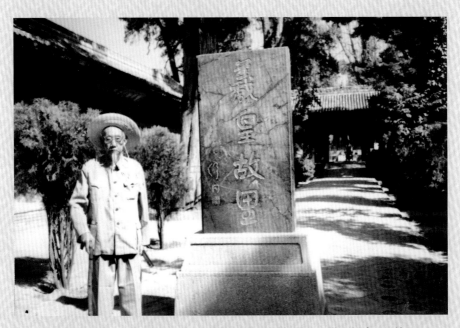

1987年，米伯让先生拜谒羲皇故里，并赋诗一首

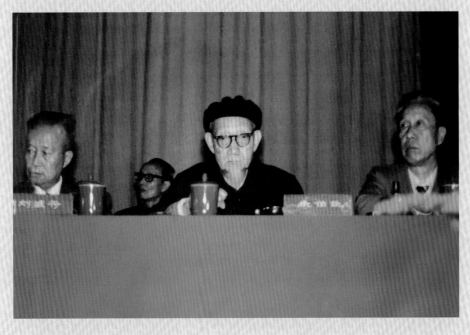

　　1987年，米伯让先生（中）出席全国张仲景学说研究会大会并讲话，会后返陕途中赋诗一首

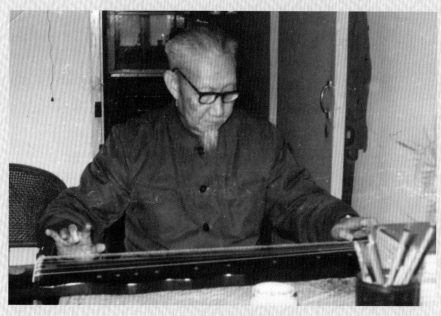

米伯让先生习武健身

米伯让先生抚琴养生

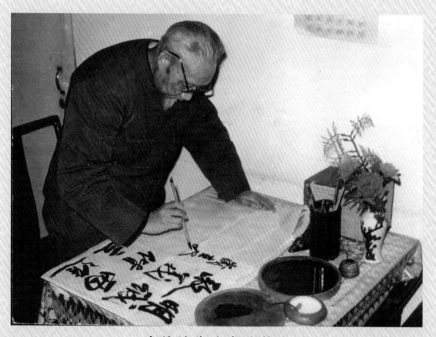

米伯让先生书法养生

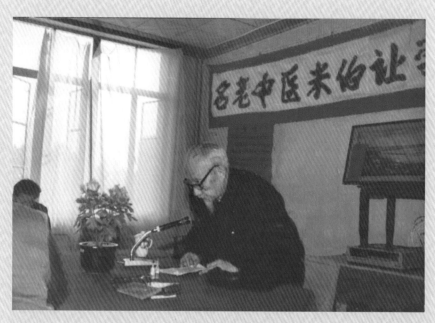

　　1988年10月，泾阳县人民政府为表彰米伯让先生对家乡的贡献，召开"名老中医米伯让学术思想研讨会"，图为米伯让先生在研讨会上致答谢词

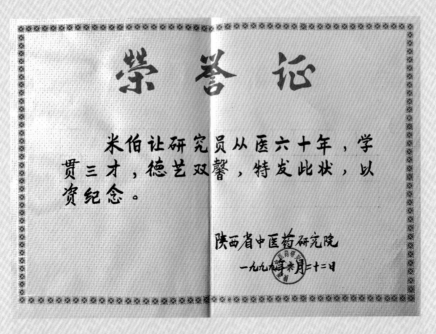

荣 誉 记

米伯让研究员从医六十年，学贯三才，德艺双馨，特发此状，以资纪念。

陕西省中医药研究院
一九九九年六月二十三日

1999年，为了弘扬米伯让先生的学术经验和高尚医德，表彰先哲，激励后人，提高中医药学术水平，陕西省中医药研究院向米伯让先生颁发了从医六十周年荣誉证书

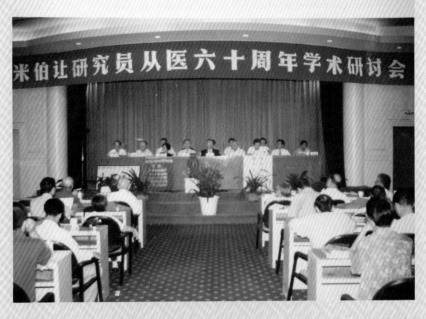

1999年6月，陕西省中医药研究院召开"米伯让研究员从医六十周年学术研讨会"，陕西省政府、省人大、省政协、省卫生厅有关领导参加会议，国家中医药管理局副局长诸国本到会祝贺并讲话

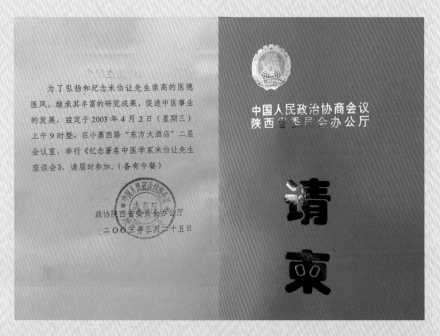

2003年，为了弘扬和纪念米伯让先生崇高的医德医风医术，由政协陕西省委员会办公厅组织召开了"纪念著名中医学家米伯让先生座谈会"

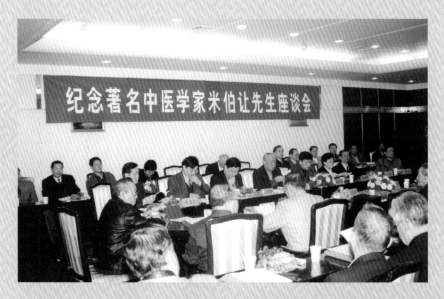

2003年4月，陕西省政协召开"纪念著名中医学家米伯让先生座谈会"，陕西省委、省政府、省人大有关领导参加会议。国家中医药管理局副局长房书亭、医政司司长许志仁、中国中医科学院副院长刘保延到会并讲话

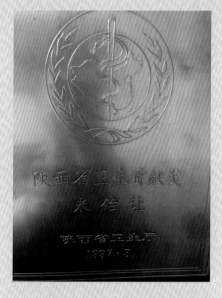

中共陕西省中医药研究院委员会文件
陕西省中医医院

陕中院党发〔2019〕16号

中共陕西省中医药研究院陕西省中医医院委员会
关于开展弘扬米伯让精神，向身边先进
典型学习活动的决定

各党总支、党支部，各部门、科室：
  2019年是中华人民共和国成立70周年，也是米伯让先生诞辰100周年。为深入贯彻落实党的十九大精神和习近平新时代中国特色社会主义思想，认真贯彻落实中共中央办公厅《关于培育和践行社会主义核心价值观的意见》和扎实推进"讲政治、敢担当、改作风"专题教育，大力培育和践行社会主义核心价值观，进一步弘扬卫生职业精神，凝聚中医

　　米伯让先生是西北科技、医药、卫生界的杰出代表，是陕西省中医药研究院的奠基者、创始人，是中医界的一面旗帜。2019年3月，中共陕西省中医药研究院、陕西省中医医院党委号召全院干部职工开展"弘扬米伯让精神，向身边先进典型学习"活动

　　1997年，为了表彰米伯让先生对中医药事业做出的突出贡献，陕西省卫生厅授予米伯让先生"陕西省卫生贡献奖"

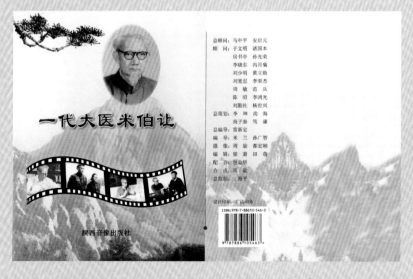

2014年，人物传记纪录片《一代大医米伯让》DVD正式出版

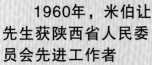

1960年，米伯让先生获陕西省人民委员会先进工作者

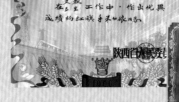

1960年，陕西省人民委员会授予米伯让先生"红旗手"荣誉称号

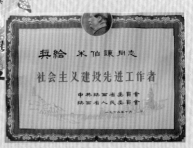

1963年，中共陕西省委、陕西省人民委员会授予米伯让先生"社会主义建设先进工作者"

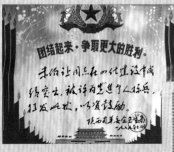

1979年，米伯让先生被陕西省卫生局评为"先进个人标兵"

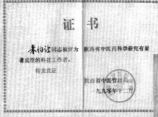

1990年，米伯让先生被评为陕西省中医药科学研究有显著成绩的科技工作者

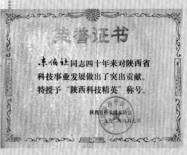

1992年，米伯让先生荣获"陕西科技精英"称号

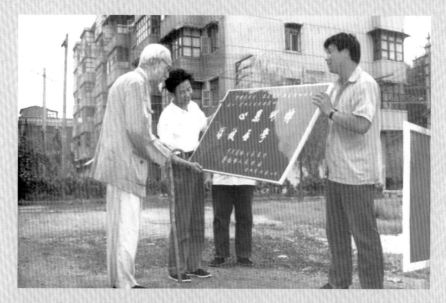

　　1994年，米伯让先生向泾阳县委、县政府领导写信表示，将每月享受国务院特殊津贴的100元，全部捐献给家乡泾阳县蒋路乡徐家岩小学，作为贫困学生的奖学金。图为中共蒋路乡委员会、蒋路乡人民政府向米伯让先生颁赠捐资兴学牌匾

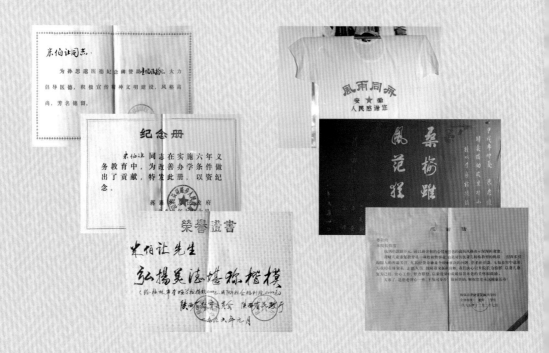

米伯让先生公益证书

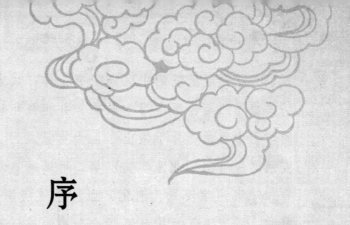

序

    米伯让先生是全国著名的中医临床家、理论家、教育家和社会活动家，是 1964 年时任国务院副总理的聂荣臻元帅敦聘的首批国家科委中医中药组组员，曾任陕西省人大代表，西北医学院中医科主任，陕西省中医研究所所长，陕西省中医药研究院院长、名誉院长，并任卫生部医学科学委员会委员、中国科协委员、中华中医药学会第一届常务理事、中国医学百科全书编委会委员、张仲景研究会名誉会长、孙思邈研究会名誉会长等职务，多次荣获国家级、省级先进工作者，劳动模范，卫生贡献奖等殊荣。毕生以弘扬祖国医学、培养医学人才、解除人民疾苦为己任，足迹踏遍三秦大地，德艺双馨，被誉为中医界一代名医大师。

    米伯让先生年少时因父病笃，多方求医无效，闻"断指入药"和"祈祷神灵"可愈父病，遂忍痛用厨刀自断左手食指入药，并在庭院跪拜三昼夜，祈求神灵保佑父病康复，然最终无济于事。此事强烈地刺伤了他的心灵，遂立济世寿民之志，决心献身中医药事业，为广大民众解除病痛。先生早年师从关学大师、清末大儒张果斋、赵玉玺和牛兆濂诸先生，攻读经史诸家，精研岐黄仲景，深厚的传统文化底蕴对先生的人生起到了非常重要的作用。1939 年始应诊行医，后拜师于全国研究《伤寒论》之大家黄竹斋先生，致力于伤寒、针灸学术的研究。1943 年经考试获当时国民政府卫生部颁发的中医师证书。1954 年西北医学院聘请先生来院创办中医科并任科主任。为了开展医院的中医药研究工作，成立了中医中药研究组，主持举办了三期西医学习中医班，并担任主讲，为培养我国第一代西医学习中医师资骨干做出了巨大贡献。为了促进中西医结合，在西安医学院（原西北医学院）第二附属医院设病床20张，与西医同仁合作观察治疗泌尿、消化、血液系统疾病，总结出了中医对肾病、肝病、再生障碍性贫血等疑难杂病的辨证论治方法，提出了自己的创新论点，疗效显著，在全国颇具影响。

米伯让先生多次到疫区进行医疗与研究，表明其谨遵关学重实践的教导，深信实践出真知的哲理。他将关学"通经致用""格物致知""躬行礼教"观念与医学相互汇通，探索出了一条关学与传统医学相结合的独特思路，创立了具有鲜明特色的"长安米氏内科流派"。百余年来，长安米氏内科流派独树一帜，立足西北，为祖国中医药事业的发展、为广大群众的健康做出了突出贡献。2012年，"长安米氏内科流派"被国家中医药管理局确定为全国首批中医学术流派传承建设单位。2015年，"米氏传统诊疗技艺"被陕西省人民政府批准为陕西省非物质文化遗产。这是国家对米伯让先生毕生学术的高度认可，更是西北中医界的骄傲。

米伯让先生临证60余年，开创了"中医临证优选法——辨证求因，审因立法，分清主次，依法定方，加减有度"，涵盖了中医学的核心内容，得到了"优选法"创始人华罗庚教授及中医界同仁的高度赞同。

1955年，米伯让先生积劳成疾，不幸罹患肝硬化晚期，西医同仁深感回天无力。先生以良好的心态，采用中医自我诊疗，结合气功及书法、武术、抚琴等养生疗法，不到一年时间，竟然奇迹般痊愈了，经受住了生死考验，总结出"米氏养生"的精髓，重新走上工作岗位，续写了半个世纪的传奇人生。

米伯让先生坚决执行党的中医政策，深入基层，为广大人民群众防病治病。1959年，赴黄龙、黄陵等地防治克山病，对克山病的流行特点、病因学说、辨证论治，提出了自己的见解，制定了一整套中医防治克山病的方案，创造性地使用大炷艾灸疗法治疗急性克山病合并低血压，疗效肯定。20世纪60年代，钩端螺旋体病在陕西汉中暴发流行，疫情十分猖獗。时任西北医学院中医科主任的米伯让先生主动请缨，率领医疗队奔赴疫区，运用中医中药防治钩端螺旋体病，制定了《陕西省汉中地区钩端螺旋体病中医防治方案》，使该病的防治有章可循，卓有成效地指导了临床实践。1963—1968年，共收治钩端螺旋体病患者657例，治愈率高达99%。在国家科委中医中药组成立会议上，米伯让先生做了关于中医药治疗钩端螺旋体病的学术报告，提出中医治疗钩端螺旋体病是普、简、验、廉的好方法。同时，米伯让先生又对流行性出血热等传染病、大骨节病等地方病进行防治，他首次提出流行性出血热的中医病名为"温毒发斑夹肾虚病"，运用自拟加味银翘散作为治疗该病发热期和预防休克期的主方，否定了流行性出血热只有热厥之说，提出了"热病寒厥需慎辨"的观点。他以无可争辩的事实，打破了一些人认为"中医只能治慢性病，不能治急性传染病"的偏见，提出了"寒温统一"的学术论点，被医学界誉为"伤寒巨擘，热病大家"，受到了国家的重视和表扬，奠定了陕西中医在全国医药界的地位。

先生为完成恩师未尽之志，四次奔赴南阳，呼吁重修医圣祠，并将自己千方百计保存了30多年的白云阁藏本《伤寒杂病论》木刻版第十二稿自费补缺完整，历经曲折，于1981年12月亲送南阳医圣祠珍藏，为研究发扬仲景学说做出了巨大贡献，体现了真挚宝贵的师徒情谊，在医界传为佳话，被誉为"尊师重道之楷模"，并被国内外媒体争相报道，其事迹已被著录于英国剑桥《世界名人录》和《中华中医昆仑·米伯让卷》中。

先生躬行实践、精于临床，对于"病机十九条"，推崇刘完素补入之"诸涩枯涸，干劲皴揭，皆属于燥"，认为应将"病机十九条"改称为"病机二十条"。著有《中医防治十病纪实》《四病证治辑要》《黄竹斋先生传略》等著作。先生重视中医理论研究和文献医史研究，精心规划了中医文献医史研究的方向、目的、人才培养等诸多内容，系统提出了中医文献医史研究的重要性和方法，强调文献研究一定要与临床相结合，要以"继承整理中国医，著史当执司迁笔，仗义执言持真理，科学求实毋自欺"的态度对待中医文献整理研究，逐学科、逐病、逐系统、逐专题地进行全面系统的整理，删繁去芜，汇其精要，结合临床实践和现代科学手段进行研究，力争在中医理论和临床研究中有所创新。先生主持校点重印了白云阁藏本《伤寒杂病论》、黄竹斋先生撰著的《伤寒杂病论会通》《难经会通》《医圣张仲景传》等八种著作，工整地手抄校录了《黄帝内经》原文十八卷、《神农本草经》原文三卷、《秦越人难经》原文一卷、《伤寒杂病论》原文十六卷、《温病条辨》原文三卷，拟作为读本印行，现已收录在《米伯让手书校录中医经典》中，2017年由世界图书出版公司正式出版。

米伯让先生把振兴中医事业当作自己毕生的责任。他多次在全国中医、中西医工作会议上秉笔直言，建言献策，提出许多宝贵的意见，得到了上级部门的重视和采纳。先生非常关心我国中医事业的发展和中医后继人才的培养问题，多次对发展中医事业提出建议，内容涉及制定中医政策的依据、中医立法、中医领导体制改革、提高中医药院校教学质量、中西医团结和中西医结合、中医临床、基础理论、文献医史研究、中医成果鉴定和同行评议、基地建设、技术引进、中药生产和管理制度、中药计量改制等问题，起到了积极的作用。先生还将中医传统教育、医学教育、医德教育、爱国教育融入中医古迹保护之中，不遗余力地呼吁各级政府，修复建设南阳医圣祠、扁鹊墓、王焘墓、药王孙思邈故里，通过颂扬先哲，以启迪后学，弘扬中国传统优秀文化，扩大传统中医药在全国的影响，可谓用心良苦。

米伯让先生热心社会公益事业，从早年的捐资兴学、免费赠药、修甘肃省定西县王公桥，到为抗美援朝、华东水灾、敬老院、盲哑学校、建立孙思邈医德纪念碑、修建扁鹊纪念馆及王焘墓等捐款，一生捐资21次，并把自己每月享受的国务院特殊津贴全部捐给家乡小学，可谓乐善好施，《西安晚报》曾以"圣心"为题进行了专题报道。

米伯让先生富有强烈的爱国精神，以开放包容之心对待中医药事业的发展。他经常和海外中医界同行沟通交流，深受海外同行的赞赏。1982年，组织安排先生赴日本讲学，临行之际，日本政府修改教材，篡改侵华历史，先生闻知后愤慨地说"日本既能背信弃义，我有何学可讲？我不能为羡慕异国一游而屈辱民族气节"，坚决取消行程。此后，日本汉医学者矢数道明邀请米伯让先生为日本汉医学家大冢敬节撰写挽联，先生挥笔写道：念君昔未参与侵华活动是为善行我方敬挽，仰尊尚有志能钻研汉医继承炎黄芳名可嘉。反映了先生强烈的民族气节和爱国情感。

为了筹建陕西省中医药研究院，米伯让先生多次带病亲自向卫生部、国家计委、陕西省委提出建议，请求支持。以其高尚的医德风范、精湛的理论功底和丰富的临床经验，为陕西省中医药事业的奠基与发展，为西北医学院附属医院（现西安交通大学第二附属医院）的中医事业及陕西省中医药研究院的规划与建设，为长安米氏内科流派的传承与创新，做出了卓越的贡献。1990年，在铜川召开的"医德宗师孙思邈学说研讨会"上，与会代表敬赠先生"苍生大医"匾额，这是对他一生"德行正大、医术精大"的肯定与褒扬。

为了更好地展现米伯让先生的成才之路及学术思想，做好名老中医药专家学术经验传承与创新工作，其学术继承人米烈汉教授等将米伯让先生的著作论文、临证经验、医案、医事及诗词等内容重新进行了整理，编为《米伯让全书》，全面展现了米伯让先生情牵中医大业、心系患者病痛的高尚情操，反映了米伯让先生忠诚中医药事业，创新奉献、救死扶伤、扶贫济困的大医精神。

我与米伯让先生志同道合，友谊深厚，先生的音容笑貌时常浮现在我的脑海中，引起了我深深的回忆，我为他的人格魅力所感动。我相信本书的出版，对研究学习米伯让先生博学慎思、明辨笃行的治学精神，刻苦钻研、求真务实的研究精神，深入疫区、防病治病的无畏精神，捐资助学、心系百姓的奉献精神有着重要的意义，对推动中医药事业的发展大有裨益，故乐为之序。

百岁叟 邓铁涛

2017 年 5 月

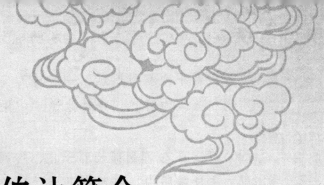

米伯让简介

  米伯让（1919—2000 年），男，又名锡礼，字和亭，晚号石斋，中共党员，陕西泾阳县人。我国著名中医临床家、理论家、教育家和社会活动家，西北科技、医药、卫生界的杰出代表，长安米氏内科流派创始人，中医界的一面旗帜。毕生以发展中医事业、培养医学人才、解除人民病痛为己任，为西北医学院附属医院（现西安交通大学第二附属医院）中医、中西医结合及陕西省中医药研究院的奠基、规划与建设，为陕西乃至全国中医药事业的发展做出了卓越贡献。被誉为"我国当代杏林泰斗、中医界一代大医"。

  米伯让先生天性纯孝，年少时因父病笃，多方求医无效，闻"断指入药"和"祈祷神灵"可愈父病，遂持厨刀自断左手食指入药，并在庭院跪拜三昼夜，祈求神灵保佑父病康复，然最终无济于事。此事强烈地刺伤了先生的心灵，他痛恨庸医荒谬欺世、神佑之说愚昧害人，遂立济世寿民之志，决心献身中医药事业。苦读经史诸家，精研岐黄仲景。1939 年始应诊行医，师从关学大师张果斋、赵玉玺、牛兆濂诸先生精研关学。1942 年，拜师于全国著名伤寒大家、针灸大师黄竹斋先生，协助整理校印《伤寒杂病论会通》《难经会通》等典籍，致力于伤寒、针灸理论与临床研究。1943 年经考试获当时国民政府卫生部颁发的中医师证书。

  1954 年，应聘于西北医学院，创建该院中医科并任科主任。1958—1960 年，在西安医学院举办了三期西医学习中医班，为培养我国第一代西医学习中医师资骨干做出了巨大贡献。

  1959 年、1961 年，先生两次为国务院副总理陈毅元帅治愈疾病，立方用药不为权贵所压，一时传为美谈。陈毅元帅对他辨证确切、用药精当颇为赞赏，并对他说"中医是个宝，应当认真继承和发扬"。

1965 年，卫生部副部长郭子化、陕西省委书记赵守一、陕西省委文卫办主任魏明中、陕西省卫生厅厅长李经纶一同召见米伯让先生，决定调他到陕西省中医研究所任所长，负责筹建西北五省中医科研基地。1980 年，陕西省中医药研究院正式成立，1981—2000 年，先生担任院长、名誉院长。

1964 年，米伯让先生被聂荣臻元帅聘为首批国家科委中医中药组组员，1980 年被国务院副总理方毅聘为国家科委中医专业组组员，1981 年被聘为卫生部医学科学委员会委员，1990 年，被国家"两部一局"确定为首批全国继承老中医药专家学术经验指导老师。曾当选为全国群英会代表、全国医学科学大会代表、陕西省人大代表、中国科协大会代表、中华中医药学会首届常务理事、张仲景研究会名誉会长、孙思邈研究会名誉会长。

米伯让先生始终以继承发扬祖国医学为己任，为解除危害陕西人民健康的急性传染病、地方病走遍三秦大地，贡献巨大。

1958—1970 年，米伯让先生先后到陕西黄龙、黄陵、耀县、淳化、永寿等地对克山病进行调研与防治，提出了中医对克山病的病因病机学说，首创运用艾灸治疗克山病低血压休克，疗效显著，并制定了一整套中医防治克山病方案。1959 年，在西安医学院第二附属医院开设中西医结合病床 20 张，与西医合作，观察治疗水、热、血所致的疾病，总结出了中医对肾病、肝病、臌胀、再生障碍性贫血等疑难杂病的理法方药与创新论点。1963—1968 年，先生带领西安医学院医疗队多次赴汉中防治急性传染病钩端螺旋体病，运用中医中药治疗钩端螺旋体病 657 例，治愈率达 99%，提出钩端螺旋体病的中医证型及一整套防治方案，在全国引起强烈反响，《人民日报》《光明日报》进行了专题采访与报道。1964 年，又带领医疗队赴陕西周至等地防治流行性出血热，首次提出了流行性出血热的中医病名为"温毒发斑夹肾虚病"，首创运用银翘散加参、芍、葛、麻治疗流行性出血热发热期和预防低血压期，疗效显著。制定了流行性出血热的中医防治方案。通过对钩端螺旋体病、流行性出血热、克山病、大骨节病、流脑、传染性肝炎等传染病和地方病的防治，打破了一些人认为"中医只能治慢性病，不能治急性传染病"的偏见，受到国家的重视和表彰。

米伯让先生十分关心我国中医事业的发展，多次在全国中医、中西医结合工作会议上秉公直谏，提出了"关于中医工作的十三条建议""关于中医政策问题的建议"等诸多建设性意见。为了颂扬先哲，启迪后学，振兴中医，多次向卫生部、陕西省委、省政府呈交关于修葺南阳医圣祠、临潼扁鹊墓、耀县孙思邈故里、眉县王焘墓、西安鼓楼的报告。对中医历史遗迹进行了抢救性保护和修缮，为后人留下了十分珍贵的优秀文化遗产。先生历经曲折，将保存30余年的白云阁藏本《伤寒杂病论》木刻版第十二稿，亲送南阳医圣祠珍藏，为发扬仲景学说做出了贡献。其寓医德教育于文物古迹保护之中，可谓用心良苦，功德无量。先生躬行实践，精于临床，总结出"辨证求因，审因立法，分清主次，依法定方，加减有度"的中医临证优选法。先生特别重视中医基础理论及文献整理研究，提出了中医基础理论、医史文献研究的重要性及方法，常告诫"中医文献的整理要以司马迁为榜样"，要学习司马迁"仗义执言持真理，科学求实毋自欺"的严谨态度。先生工整手抄校录了《黄帝内经》《伤寒杂病论》等5部经典，并主持校点、重印白云阁藏本《伤寒杂病论》等著作8种，著有《中医防治十病纪实》《四病证治辑要》等著作10余部。

先生从早年的捐资兴学、免费赠药、修甘肃省定西县王公桥，到为抗美援朝、华东水灾、敬老院、盲哑学校、建立孙思邈医德纪念碑、修建扁鹊纪念馆及王焘墓等捐款，一生捐资21次，受到社会各界的高度赞扬，被誉为"苍生大医，医德楷模"。《西安晚报》曾以"圣心"为题报道了先生的事迹。

1982年，组织安排米伯让先生赴日本讲学。临行之际，日本政府修改教材，篡改侵华历史。先生闻知后愤慨地说"日本既能背信弃义，我有何学可讲？我不能为羡慕异国一游而屈辱民族气节"，坚决取消行程。此后，日本汉医学者矢数道明请米伯让先生为日本汉医学家大冢敬节撰写一副挽联，米伯让先生挥笔写道：念君昔未参与侵华活动是为善行我方敬挽，仰尊尚有志能钻研汉医继承炎黄芳名可嘉。反映了先生崇高的爱国主义思想和高尚的民族气节。

先生毕生以"厚德弘道，济世笃行，崇圣传薪，报国惠民"为宗旨，守真忘我，坚守自信，在运用中医中药防治急性传染病、地方病及疑难杂病方面取得了举世瞩目的成就，多次荣获全国社会主义建设先进工作者及陕西省先进工作者、劳动模范、科技精英、卫生贡献奖等殊荣。其事迹被收录于英国剑桥《世界名人录》和《中华中医昆仑·米伯让卷》中。2012 年，国家中医药管理局确定"长安米氏内科流派"为全国首批中医学术流派传承建设项目。2015年，"米氏传统诊疗技艺"被陕西省人民政府列为陕西省非物质文化遗产。这是国家对米伯让先生学术思想和医德医术的肯定与赞扬。

为了弘扬米伯让先生为中医药事业奋斗的精神，1999 年，陕西省中医药研究院召开了"米伯让研究员从医六十周年学术研讨会"；2003 年，陕西省政协举行了"纪念著名中医学家米伯让先生座谈会"；2019 年，陕西省中医药研究院、陕西省中医医院召开了"弘扬米伯让精神，向身边先进典型学习"动员大会。先生的大医风范与天地永在，崇高精神与日月同辉。

目 录

论 著 篇

第一章 论 著

医案医事篇

第二章 医 案

第三章　医　事

诗 词 篇

第四章　诗　词

— 12 —

编后记

第五节 序跋、碑文

一、《难经会通》书后

《难经》者，何人而作也？秦越人阐发《灵》《素》之微言奥旨，辨论疑难而作也。盖自吾中华医学道统之传有自来矣，而其书见于历代史典以及经籍、艺文各志。授受渊源，详于《文苑英华》王勃序中。是书为医家之宝典，灵素之阶梯。吾人业斯学者，欲启《灵》《素》之蕴，必先明斯经之旨，方能深造精诣，而登于堂奥。圭斋欧阳公曰：切脉于手之寸口，其法自秦越人始。盖为医者之祖也。惟其书文简意奥，非注莫明。自吴·吕广迄今，注者50余家，皆据通行本，多不免承讹袭谬，曲解失真。

吾师长安黄竹斋夫子，于十年前往鄞访求仲景遗书，并得桂林罗哲初秘本《难经》，较诸通行本条理区别，甚为得当。喜其数千年之讹谬有所订正，越人之活人书得以重光，遂为之序刊，以大其传。乙酉岁，又著成《周易会通》《老子道德经会通》《针灸治疗会通》《本草考证》等书，脱稿之余，复取此秘书《难经》，为之注释，详稽而博考，援古以证今，独抒心得之秘，阐发是经之蕴，谬误疑义无不尽晰，诚医林之鸿宝，当代之杰作也。又以越人道衍农黄，仁被万世，不能不考索事迹而彰诸天下，遂纂辑《秦越人事迹考》《难经注家考》附于卷尾，以集是书之全。其先生用意精微，古往今来注此经者未能有若是之备，可谓集《难经》之大成者矣。此稿于立春日着手，至春分日告成，命名《难经会通》。

先生为吾关中博学有道之士，素甘淡泊，不骛名利，隐居樊川，专事著述。著有《伤寒杂病论集注》《三阳三阴提纲》《针灸经穴图考》《竹斋丛刊》等书，早已风行海内，久为医林所重。脱稿未印者，有《伤寒杂病论新释》《人体生理略说》《经方药性辨》《伤寒杂病论类编》《类证录》及歌括数种。其外有《各科证治全书》，已脱稿者十余卷，关于天文、地舆、算数、兵、农、经、史各学，均有专著，其稿盈积数尺，皆洋洋大观。近岁犹有《伤寒杂病论会通》之撰，尚未刊行。先生今已六旬有三，而精神矍铄，健步如飞，终日正襟危坐，手不停披。其庄敬康强，为人所钦慕宾服者也。

尝见今世之士，假医名而鬻文书局，恃才华而疏注医籍者甚夥，临证则瞠目咋舌，无术可施，所谓著述虽有千言，治病实无一方。先生则不然，不特专于著述，而犹精于治疗，凡遇沉疴痼疾，着手莫不立愈，病者辄以"扁鹊复生"誉之。

先生之学，可称体用赅备，乃非一般著述者所及也。所以社会人士，每求先生大著公世，以利人群。礼亦辄请之，先生尝谓商订之处尚多，不宜早印，待他日斧正妥当，再行公世未为晚也。

今春世局突变，陕境频于阽危，礼虑先生数十年之心血倘付劫灰，殊为可惜，极怂恿付印存稿。先生意果，遂同印局酌商，不意物价狂涨，竟为经济所限，弗能随欲。乃购置石印机一部，在家觅工印刷，工具已备，书家尤难。礼应分负此劳，以襄伟业，自恨体力薄弱，不克胜任。而先生竟不畏难，援笔亲书。先生素重大业，不屑小技，所以字迹虽不秀丽，而笔力刚劲丰润，颇有鲁公之风韵。《周易会通》已印讫，刻拟书印《难经会通》。

礼抱疾兴起，窃念先生于世局阽危、物价狂涨、金融波动、经济掣肘之下，完此巨工，令人实有望尘莫及之感。而先生志学之坚苦，撰著之劳瘁，经营之恬淡，书印之艰辛，皆有不可没灭者也。礼追骥先生之后，自分庸愚，不能弘扬先生之丰德伟业，增愧益甚。谨将先生志学之苦行，公诸海内，以勉后之学者，且以自勉焉。

泾阳门人米锡礼伯让敬跋

1948 年

二、《伤寒杂病论会通》书后

朱子曰："谈天下事易，做天下事难。"诚千古不易之至理。吾人今日治学，多能口言，鲜能实践，辄为世俗所嗤诋，良由是耳。即或有能实践者，未必能澈始至终。然能澈始至终者，非有困知勉行之精神，淡泊宁静之夫者，莫能为之。吾师长安黄竹斋夫子幼贫失学，至十四岁，太夫子永才公远游谋生始归。乃从庭训肄炮工，迫于生计，不能入塾就读，乃发愤立志，于工余自修。字有不识者，从塾童而问焉。虽铸冶钻锉之际，苦读不倦，年逾弱冠，遂通经史理数。犹未敢自信，乃执贽于临潼王敬如先生，由是所学益精。于经史子集、天算地舆、历象兵农、医药理化等学，靡不穷究其极。年及不惑，所著已闻于世，为当时名宿所称许，登其所著伤寒于《陕西通志》。近年约计所撰之书，出版与未印者，有五十余种。可称会天人之通，探造化之奥，博大精深，得未曾有。吾师尝谓，以庶士而能行利人济世之志者，惟医为然，故尤殚心医学，毅然以发扬中国医学为己任。夫吾国医学，自农、黄、伊、扁，代有传人，至汉张仲景为《伤寒杂病论》，实集其大成，立医家之圭臬，方书之正宗。惟汉文简奥，义理宏深，承其绪者历晋迄唐，仅有王叔和、孙思邈二人遥相祖述，然皆传述其文，而少所发明。赵宋以后注释渐众，迄于清季盖已无虑百十家矣。然多承讹袭谬，穿凿附会，鲜能阐六经之真，综合群注莫衷一是也。吾师乃搜集中西学理，撰解三阴三阳经提纲六篇，注成《伤寒杂病论新释》十六卷，可谓自辟蹊径，务去陈言，发前人之所未发，为注《伤寒论》者开一新纪元。吾师又谓历代注家有不可没灭者，复选集诸注之精华，发挥南阳之本旨，凡古今中外医书，有关于仲景学说之发明者，无不详稽博考，删繁去芜，折衷至当。稿经四易，时历八载，于癸亥冬斯书告成，名曰《伤寒杂病论集注》。《中国医学大辞典》主编谢利恒先生为之序云："西安黄竹斋先生重订《伤寒杂病论集注》十八卷，约70万言，据生理之新说，释六经之病源，贯穿中西，精纯渊博，可谓集伤寒学说之大成，诚医林之鸿宝也。"又于所著《中国医学源流论》中称为"近今之杰作。"吾师又取经方所载之药，逐条考证，于各药之性质，诸方之制义，莫不推阐尽致，辨别精确。书成四卷，名曰《经方药性辨》。又撰《伤寒杂病论类编》八卷、《类证录》三卷、《经方类编》一卷，又取宋本《伤寒论》《金匮要略方论》二书合为一帙，以各家不同版本、注本为之校正，增订《伤寒杂病论读本》十六卷，分订四册，以供学者诵习之用。吾师毕生致力仲景之学，诚不愧为集伤寒学说之大成，衍南阳之正宗者也。于癸酉冬亲诣南阳，瞻拜仲景祠墓，考索遗迹。辞神出祠，获见冯应鳌于明崇祯间所刊，失佚三百年之灵应碑于道旁，亲为移置祠内，并将祠墓全景摄影制版。访询祠产被该县师范学校所夺，特函南阳县长，继呈请内政部暨中央国医馆函咨河南省政府令饬南阳县，使将该校所夺医圣祠墓田查办归还。在中央国医馆第二届全国国医药界代表大会提议，募捐重修南阳医圣祠享殿。遂发愿搜罗仲景遗著，拟辑成全书，贡献医林。是时任中央国医馆编审委员，偶于南京书肆购得国医图书专号一册，载有张仲景《疗妇人方》二卷，《五脏营卫论》一卷，均注存宁波天一阁抄本字样。考此二书其目见于梁《七录》及《宋史》艺文志，而《明志》及清《四库全书总目》皆未著录，知其佚失已久，遂即往鄞访阅。过沪，谢利恒、盛心如邀集医界名流十余人设宴欢迎，并筹组重修南阳医圣祠筹备会，首将自著《伤寒杂病论集注》并读本各捐百部以资提倡。吾师拜访于名医周岐隐先生，述及来意，周君极表欢迎，设宴款待，陪席者有当地名士王宇高、吴涵秋，暨宁波广济施医局主任桂林罗哲初先生与吾师谈颇欢洽。饭后同周君至图书馆，检查天一阁藏书目录，并无《五脏营卫论》《疗妇人方》之目，盖为该阁主人早行出售也。吾师为之怅然，遂欲告别往游普陀。罗君执意挽留，云其家藏有古本《伤寒杂病论》抄本，较浏阳刘昆湘所得者多1/3，务邀临伊庐一观。吾师闻之感而且喜，默念到此邂逅罗先生，得见古本《伤寒杂病论》，莫非仲师之灵冥冥中有以感召耶？翌午同周君至罗第，宴毕，罗君出示所藏古本《伤寒杂病论》首一册，云：全书十六卷，共计四册，余三册存桂林。吾师披阅一过，其卷端序为清光绪二十年桂林左盛德撰，是书传授渊源序之颇详。云：清道光时，左公随父宦游岭南，同僚有张公学正字绍祖者，仲圣四十六世孙也。言仲景之书，当日稿本原有十三，王叔和所得，相传为第七次稿，伊家现有第十二稿，历代珍藏，未尝轻以示人。左公之父亟令左公师事之，乃克手抄一部，由是诵研，遂精于医。后旋桂林，罗先生从之学，因得手抄其书，四十年来，从未出以示人。虽与周先生交谊最挚，亦未曾寓目。今感吾师远访之诚，特公开一览。按浏阳刘昆湘以母丧求葬地于江西山谷中，遇异人张隐君，得古本《伤寒杂病论》十六卷，后以授其宗人刘仲迈，壬申春，湘省何芸樵为之手写付印，始公于世。今观罗先生所藏之古本，首册较刘仲迈之古本"伤寒例"后多"杂病例"一篇，"伤燥脉证并治"后有伤风、寒病二篇，其余文字亦有小异。罗先生言：后三册六经篇后无可与不可与各条，而有金匮诸篇，则此本是较刘本为胜。盖举杂病而名书，则金匮诸篇实不可缺也。吾师感此书关系国医学术，甚为重要，亟怂恿公世，并嘱周君促成，俾仲师遗文物勿再沉晦。吾师至普陀，乃书"宁波访求仲景遗书记"，返沪，并将左盛德序文及目录登于当时中医各刊以公海内。翌岁罗先生至南京，吾师遂荐任中央国医馆编审委员，罗君方将所藏全部见示，吾师得抄录一通，遂即旋陕。张公伯英闻之，叹为奇缘，乃欣然捐资付梓，由是久湮人间之秘籍始克公世。逮至二次世界大战告终，交通恢复后，周君在沪从邮，始克获睹全书，来函称赞，嘱印百部运沪以广其传，时距吾师至鄞访书之年已经四十春秋矣。想罗君与周君以十余年之挚交，终未以此见示，与吾师一面之识，竟能出蕴藏四十余年之珍本共为欣赏，可为一奇也。况周君素研仲景之书，著有《精神病广义》，于癸酉岁得见湖南古本，以为长沙遗文重光于世，曾取古本与通行本比类互参，录其佚文佚方集为《伤寒汲古》。闻是时曾与罗君磋商，而罗君终以缄默不露，可为二奇也。罗君文章医术久为江南人士所推重，及门生徒，大江南北不下千余。无锡针灸学校校长承淡安所著《中国针灸治疗学》载有伊伯父谈其师罗哲初先生治一南京某氏子，全身痿疾，颈项四肢皆软瘫，为针大包一穴，与黄芪、白术、甘草煎服而愈。淡安为罗君再传弟子，然罗君终未以此授之，可谓三奇也。此书由仲景四十六世裔孙张绍祖于清道光间授于桂林左盛德，左公获此书秘藏三十余年，广授生徒经史而外独不及医，虽有请益，俱不轻授，而竟授于罗哲初，足见左公受授之严谨，必知罗君为不负所授者方授之也。罗君授此书蕴椟四十余年，未尝表彰一字，虽遇挚交知己，亦未以此出示，且与吾师非有平生之素，萍水相逢，竟以全书授之，想罗君必知吾师为不负所授而能光大其学者也，否则必不授矣。吾师获此书，以为序而表彰公之天下，并怂恿张公捐资刊印以传不朽，可谓不负罗君授书得人之盛意者矣。国难作，南京陷，罗君返桂，不一年遽归道山，诚可慨叹。幸此书授于吾师得以发扬光大，则罗君不负左公授书之盛意。如罗君不遇吾师，则终藏笥箧，或付劫灰，岂不有负左公授书之盛意耶？呜呼！物之隐显，殊有数存焉。昔朱子注四书，稿经七易，而圣道益彰。讵知仲圣撰著《伤寒杂病论》乃稿至十三纂，其惨淡经营终使学理颠扑不破，为百世奉为圭臬之医典，厥功伟矣。夫叔和所抄行世者相传系第七次稿，今吾师得罗君所珍藏者乃第十二次稿，不知江西张隐君所授刘昆湘者，涪陵刘熔经得于垫江某洞石柜者，是为第几稿。千余年来，零兼碎锦之十三稿，究不知仍藏之名山，传之其人否也。夫仲圣《伤寒杂病论》成于炎汉建安纪年，迄今千有七百余岁，经历代之兵燹，宗室之迁徙，卒能为仲圣四十六世裔孙绍祖所保存，再经左、罗师生蕴椟珍藏，俾长沙遗文终显于世，非仲圣之灵默相之无以臻此，非吾师之诚感格之无以致此。吾师谓此书发现经过有不可思议者，故于丁亥冬备文率锡礼再诣南阳谒告仲圣，欲致此书远播海外，得以发扬光大。讵为时途梗阻，未能如愿，乃复取此十二稿，采集古今诸注为之详释，参以湘古本、涪古本相互考核，严加订正，补其脱佚。字梆句比，纲举目张，务期无疑不释，无义不晰。未几一年，脱稿卒成，命名《伤寒杂病论会通》，共计十有八卷，分订八巨册。吾师今已六旬有四，尚能不辞劳瘁，自撰自成，成此巨业，生平志学之诚，律身之敬，信道之笃，执德之弘，有非常人所能及，故能卒成羽翼仲景之功，刊布其书而光大其学也。锡礼从师游学有年，幸睹是书于危乱艰难之时而印成。爰述颠末，以冀读者得悉其发现经历之梗概，并明传授之渊源云尔。

门人泾阳米锡礼敬识于樊川止园
1949 年

三、白云阁藏本、木刻版《伤寒杂病论》重印序

白云阁藏本、木刻版《伤寒杂病论》是我国已故著名中医科学家、先师陕西长安黄竹斋先生于 20 世纪 30 年代发现并刊印的珍贵版本。抗日战争前，先生在浙江宁波天一阁访书期间，经宁波名医家周歧隐先生介绍，得识桂林名医家罗哲初先生。先生从罗先生处发现他珍藏的《伤寒杂病论》第十二稿手抄本，计 4 册。该书的传授渊源为：张仲景 46 世孙张绍祖授于桂林左盛德，左先生珍藏 40 余年未尝轻出示人，于清光绪二十年授于门人桂林罗哲初，罗先生又珍藏 30 余年，于 1935 年授于竹斋先生。其内容较通行本《伤寒论》多 1/3，且纠正通行本错讹之处不遑枚举。先生认为该书为研究张仲景《伤寒论》之珍贵资料。时当抗日战争爆发，先生虑其失传，经商得罗哲初先生同意，遂亲手抄写副稿一部带回陕西，向陕西伪教育厅提请刊印，但反动政府根本不予重视。后请陕西辛亥革命将领张钫（伯英）先生捐资刻置木版始印公世，

同时还刊印了先生所著之《医事丛刊》，拟待战争结束，将书版送往河南南阳医圣祠（今张仲景纪念馆）保存。因国难当头，未能如愿。当时又受经济条件限制，该书先后只印出过250部。直至中华人民共和国成立后于，1958年在党的中医政策的光辉照耀下，西安医学院大搞中西医合流运动，到处采风中医药书籍，在此感召下，我商同先生将此书版献出，以供广大中西医务人员学习研究参考。1980年7月，该书木版已转存我所文献医史研究室。

回忆先生在旧社会以个人奋斗精神，南北奔波，历经艰难困苦，为继承发扬祖国医学、从事祖国医学的研究，做出了贡献。他还不遗余力地发掘此书，整理校刊并对此书做了注释，名曰《伤寒杂病论会通》，共计十六卷，分订8册，在中华人民共和国成立前自撰、自写、自印完成该书任务。他搜集古今中外诸注，删繁去芜，取精去粗，撰有《伤寒杂病论集注》十八卷，约70万言，分订12册。对仲景三阴三阳学说，以中西医理撰解《六经提纲》6篇，可谓自辟蹊径，务去陈言。又著有《伤寒杂病论新释》十六卷。通过对仲景史料研究考察，著有《医圣张仲景传》1册，附于《伤寒杂病论集注》卷端。当时《中国医学大辞典》主编谢利恒先生为《伤寒杂病论集注》作序，称赞说："西安黄竹斋先生重订《伤寒杂病论集注》十八卷，约70万言，据生理之新说，释六经之病源，贯穿中西，精纯渊博，可谓集伤寒学说之大成，诚医林之鸿宝也。"又在谢氏所著《中国医学源流论》中称之为"近今之杰作"。《陕西通志》中亦有关于该书的记载。先生将经方所载之药物逐条考证，对各药之性质、诸方之制义进行研究，著有《经方药性辨》四卷。又以宋本《伤寒论》《金匮要略方论》二书的诸家不同版本为之校订，合成一书，为《伤寒杂病论读本》十六卷，分订4册；又将该书分类编纂，撰有《伤寒杂病论类编》八卷、《类证录》三卷、《经方类编》一卷、《六经提纲歌》一卷。先生不仅从事伤寒学说的研究，对针灸学说的研究亦有很深造诣，著有《针灸经穴图考》八卷，该书以十二经为纲，365穴为目，附以奇穴拾遗，经穴图谱以正常人体点穴摄影，制铜版刊印，是其独创。该书引证之博，考据之精，折衷之当，为国内外针灸学者所称誉。又以病证为纲，著有《针灸治疗会通》八卷，重订宋代王惟一《铜人腧穴图经》一卷，还著有《内经类编》四卷、《中医生理学》三卷、《儿科证治会通》十六卷。在桂林罗哲初先生处又得到白云阁藏本《难经》手抄本 1 册,于 1940 年整理校订,刻置木版本印行公世,于 1945 年为之注释,著有《难经会通》一卷,并著有《秦越人事迹考》一卷、《历代难经注家考》一卷。对唐代医学家孙思邈生平事迹进行考察,著有《孙真人传》一卷、《医学源流歌》一卷,抗日战争期间编著有《伤科辑要》三卷。他又研究长寿医学,搜集历代寿命在百岁以上人的资料,著有《寿考》一卷。对药物的研究,亲自采集标本,考证古书所载药物之真伪优劣,撰有《本草考证》八卷。对常用方剂以十剂分类,著有《方剂类编》二卷。又拟整理《中医各科证治全书》一百卷,已脱稿二十卷,中华人民共和国成立后因参加工作,未能完成。先生于 1960 年 5 月 16 日在北京病逝,享年 75 岁,葬于八宝山公墓。

先生幼贫失学,随其父学铁匠,18 岁识字,奋发治学,遂通经史,尤精于医。他在哲学方面著有《周易会通》四卷、《老子道德经会通》一卷、《周子太极图说臆解》一卷、《邵子皇极经世图说考证》一卷、《佛学考辨》一卷。天文学方面著有《五纪衍义》二卷,创制《北纬三十四度恒星平面仪》一副,编撰《修订国历刍言》一册。数学方面著有《求圆周率十术》一卷、《微积分提要》一卷。其他著作积稿盈尺。先生不仅重视理论考古研究,更重视学术创新。他不仅是一位医学理论家,而且是一位临床实践家。如他在北京中医研究院工作期间曾治愈一位中风不语、半身不遂的德国友人东布罗斯金,这一喜讯曾在德国报刊登载。先生毕生致力祖国医学研究,自成一家,其治学之殷勤,实为我辈后学之楷模,真不愧为承前启后者也。

关于该书的公世问题,先生生前曾寄来勘误表一份,临终时还再三嘱咐我说:"此书若无人印行,你一定要亲送南阳医圣祠保存,以备来者研究。"先生之嘱,使我多年来耿耿于怀,时未或释。为此,我曾向省卫生部门领导同志多次提出,领导同志亦很关心,尤其是省卫生局局长李经纶同志和唐逸民同志,经常询问落实情况。所党委对此项工作非常重视,何愍书记大力支持,现经文献医史研究室全体同志积极努力,克服困难,由老印刷工人刘春亭同志指导,自印自订,在短短一个月内终于将此书印行了。

"中华古医学,世界将风行。"先生的预言,在中华人民共和国成立后，已成为现实。该书的刊行，一方面可供我国中西医务人员学习、研究、临床应用参考，另一方面可供国际医学交流，以丰富世界医学的内容，造福于人类，使这一久湮人间之秘籍得以流通，仲景之学得以发扬光大，并体现我所贯彻党的中医政策，继承发扬祖国医学，大力发掘医学文献之实际行动。这不仅为我省之荣幸，亦我国之荣幸也！

以上略志梗概，俾国内外同道得知该书发现之经过及传授渊源云尔。

借此书重印之际，仅向对此书做出重要贡献的著名中医学家黄竹斋先生敬致缅怀悼念之忱！

借书印成后，我拟亲自将该书刻版护送河南南阳医圣祠张仲景纪念馆保存，以了先生临终时对我之嘱咐，使物归原主，并释我多年来思想上之重负。

米伯让敬上
1980 年 8 月

编者按：白云阁藏本《伤寒杂病论》木刻版已于 1981 年 12 月送河南省南阳市医圣祠、医史文献馆保存，在南阳张仲景研究会成立大会上举行了隆重的送版仪式，当时《人民日报》头版曾为此事刊发消息。

四、《医圣张仲景传》序

《医圣张仲景传》系我国已故著名中医科学家、先师黄竹斋先生于 1924 年所撰述。先生原名黄谦，字吉人，又名维翰，字竹斋，晚号中南山人，长安人也。先生学识渊博，著述约计 50 余种，毕生毅然以发扬中国医学为己任，致力仲景学说之研究。尝谓仲景仁术教泽，功被万民，论者推为医中之圣，然考诸《后汉书》《三国志》而无仲景传记，甚以为憾！乃遍查诸家子集、野史杂记、历代名医评赞，撰成《医圣张仲景传》，该传首载于《伤寒杂病论集注》第一版卷首。越十年，先生又亲往南阳，拜谒仲景祠墓，作实际考察，拓碑拍照，查阅河南省诸府县志，对该传详加补正，复载于《伤寒杂病论集注》第 2 版和第 3 版。继以黄谦署名，载于《国医文献》创刊号，以及晚年所著《伤寒杂病论会通》，并曾以单行本印行。后为日本冈西为人收入《宋以前医籍考》。先生之有功于仲圣，诚谓伟矣！

先生一生不辞劳瘁，南北奔波，精勤治学，曾发愿搜罗仲景佚著，欲辑成全书贡献医林。多次提议重修仲景祠墓，为之崇德报功。先生为此曾将自己所著之《伤寒杂病论集注》《伤寒杂病论读本》各捐赠百部，售款交中央国医馆附设重修南阳医圣祠董事会，以资提倡。1934年于宁波访书期间，得桂林罗哲初先生所珍藏《伤寒杂病论》第十二稿，乃商同罗君，得抄副本，于1939年筹资锓版校刊公世。惜时国难当头，条件所限，先后仅印250部，现已罕见。

先生于1946年撰《祝告医圣文》，拟率余再谒医圣祠墓，欲将此书传播海外，因时途梗阻，未能如愿。1964年冬，余赴京返陕途中，专程前往南阳拜谒仲景祠墓，得见祠宇整修一新，并有中央卫生部李德全部长为张仲景纪念馆题词并序之碑石。此与中华人民共和国成立前先生所睹之残破景象大相径庭，不禁发人深省，这位有功于人民的医学科学家终于在中华人民共和国时代，受到党和政府的重视和关怀，这对鼓励后辈学者继承发扬祖国医学，研究仲景学说，贯彻党的中医政策，促进我国医学科学发展大有裨益。余在南阳卫生局领导同志及医界同仁的陪同下，瞻仰祠墓，合影拍照，座谈先师访问仲景祠墓史话。后函请蔺雪帆先生代余购摄仲景祠墓全景照片一套，拟重印白云阁藏本《伤寒杂病论》第十二稿时印于卷首，以供医界同仁瞻仰，并作今昔对比。

经过艰难曲折得以保存之白云阁藏本木刻版《伤寒杂病论》第十二稿，于去年在我省卫生局及所党委大力支持下，我所文献医史研究室同志热情参加，亲自动手，得以重印。仅印200部，分赠国内各中医院校、图书馆及国际友人，以供先睹研习，深受各方赞许，并得知仲景佚书之新发现。据日本医学博士矢数道明来函云：该书传至日本后，日本学者争先研求，共赞珍贵。医学博士大冢敬节在病危时还要求拜读此书。奈良医学博士武藤达吉来函称，他要发誓研究此书云云。日本《医事新报》称：这样珍贵的文献，在日本还是初次见到。余拟将该书原版在西安医学院图书馆存放期间所遗失之3页书版，及竹斋先生生前手书勘误表补刻齐全，送往南阳医圣祠保存。适接中华全国中医学会通知，今年将在南阳召开仲景学说研究会，闻之不胜欣喜。想届时群贤毕至，学者荟萃，上能得到党和政府之重视，下有医界同仁振兴中华医学之壮志，定能对中医学术的发展产生很大的促进作用。为迎接这次盛会，遵先生遗嘱，除将白云阁藏本《伤寒杂病论》木刻原版两箱共 215 页及先生所撰写《医事丛刊》一箱计 58 页、《医圣张仲景传》专辑（1935 年版，复印本）1 册一并送医圣祠保存外，再将我多年保存先生佚著中有关仲景史料、论文、书序、纪实、图照等，交我所文献医史研究室编辑整理成册，仍名《医圣张仲景传》以表微忱，藉供研究交流。

中国医药学是一个伟大的宝库，继承发扬祖国医学，实现中医现代化，是一项长期而艰巨的光荣任务。余数十年来虽专诚致力斯学，然垂老未成，殊觉惭愧！幸今《伤寒杂病论》第十二稿及先师所撰《医圣张仲景传》得以重印，且已远播海外。罗哲初先生珍藏之手抄本亦得幸存，并由广西卫生局铅印公世，俾仲景佚书更能扩大其传，此正如古木逢春，灯火续焰，非少数有学术偏见者所能阻挡之也！

继承发扬祖国医学，我们不但要继承前人之学，更重要的是要继承前人未竟之志。要学习仲圣"勤求古训，博采众方"，谦虚治学，认真实践，捍灾御患，解除生民疾苦之精神，反对"各承家技，终始顺旧，省病问疾，务在口给，相对斯须，便处汤药，按寸不及尺，握手不及足"之不良医疗作风。祖国医学根深叶茂，源远流长，中医事业必有人继，前途无限光明，竹斋先生"中华古医学，世界将风行"的预言已经初步实现。随着时代的发展，祖国医学必将在世界大放异彩，为人类做出更大的贡献！"慎终追远，民德归厚"，吾人念兹，数典何能忘祖，实事求是，崇德应思报功，先生为仲圣立传之志概可知矣。余不敏，略陈梗概，以志敬仰，曷敢云序？

后学米锡礼伯让敬识

1981 年 6 月 1 日

五、重印《伤寒杂病论会通》序

夫医者，治也。医之为道，与农同源，与政相通。民以食为天，食以农为本，民病饥则以食治之，民病身则以针药治之，社会不良风气侵袭之，上下不宁，则以政治礼乐刑赏法制以治之。医学乃寿世寿民之学，关系人民之寿夭，国家之盛衰，种族之强弱，人民之生、老、病、死、苦，无所不包。吾人应如何重视其学以精其业，是其首要之图。学医者，必先明学医之志。学医为何？为何学医？而吾医之志者，志在忧乐。宋·范仲淹文正公曰："先天下之忧而忧，后天下之乐而乐"。所谓忧者，忧天下人民或遭受饥馑，或遭疫疠流行，或遭方土为病，或受意外灾害，死于横夭，而不得其有效之法为之预防，若无良好之医药而为之救治，宜应早为图治预防灾害，是其先天下之忧而忧也。迨人寿年丰，疫疠消灭，人体康强，国泰民安，此后天下之乐而乐也。医者临证，首先虑其如何能得至当诊治之法，不使人民遭受横夭，是医者之责也。经治后，应详察病情是否根除，如何善后疗养。但病虽愈，尚须察其病情有无杀机内伏，死灰复燃之兆。务必绝其根株，使其机体调达，而致血气和平，人体康强，如治国然。可见范公之言其意颇广，非仅言于政而与医药无关矣。《国语》曰："晋平公有疾，秦景公使医和视之。赵文子曰：医及国家乎？"对曰："上医医国，其次医人。"可见医学不仅是一门自然科学，实属自然科学与社会科学相结合之一门综合科学也。1981年《人民日报》元旦社论发出"国家兴亡，匹夫有责"之呼声。党和国家于当前发出此种呼吁，发人猛省。吾辈医者是否能逃却其责？既知不能，即应树立全心全意为人民服务之志，加强民族自尊心和爱国主义思想，以精研其本职之业，提高医疗水平，端正服务态度，关心国家兴旺发达，解除人民疾苦，以济世活人之心，精研祖国医学。如何为四化建设服务，此亦"先天下之忧而忧"者也。

凡学医欲探渊源者，必上溯《灵枢》《素问》《难经》《神农本草经》《伤寒杂病论》，欲穷其流者，必究《脉经》《肘后》《甲乙》《千金》《外台》《诸病源候论》及唐、宋、元、明、清，以至近代诸家学说，方知祖国医学发展之历史和规律及其独特之理论体系。不能温故，焉能创新？不能继承，如何发扬？若欲发扬祖国医学，必先做好继承工作。今重印《伤寒杂病论会通》一书，是为大家共同继承发扬祖国医学，研究仲景学说而为之。

我国东汉医学科学家、医圣张仲景所著《伤寒杂病论》一书，法律严谨，方药著效，历代医家莫不奉为圭臬。吾人欲探《灵枢》《素问》之奥，必应学习仲景之书，否则不得其门而入，何能得以探源寻流也？今有诋毁中医只能治慢性病不能治急性病之谬说，何也？因其不研读仲景之书，不知《伤寒杂病论》为何物故也。伤寒者，为外感时令流行之急性传染病之总称。杂病者，为诸脏腑器官病之总名。能否深刻领会该书之精湛理论，并在实践中正确应用，为衡量每一位中医学术造诣和医疗水平的主要准则。

仲景生于炎汉之季，当时军阀割据，疫疠流行，在其书自序中发出无限感慨和痛切之呼吁，愤恨士人之流，孜孜汲汲，惟名利是务，不精究医药方术以济世活人，并对当时医者在诊断和治疗中之草率不良作风与各承家技，终始顺旧，不求改进之思想予以严肃的批评。又悲家族遭患疫疠所伤死亡之众，乃感往昔之沦丧，伤横夭之莫救，毅然致力于医学，勤求古训，博采众方，结合自己医疗实践经验，撰用《素问》《九卷》《八十一难》《阴阳大论》《胎胪药录》并平脉辨证，为《伤寒杂病论》合十六卷。科学地总结了周秦以来医家诊治疾病之经验，系统地归纳了各种病证发展变化之规律，制定了诊断疾病之标准和制方用药煎服用量之规范。以天人合一，气化六元之整体观，提出三阴三阳为钤治百病之纲，为后世医家别开生面，从此奠定中医辨证施治、理法方药、四诊八纲发展之基础。其书是以病因学、发病学、治疗学三者融合为之论集。数千年来，其理论与效用一致，并经亿万病例之实践验证，至今仍指导着临床治疗实践科学研究，且有强大的生命力和科学性，中外医家莫不公认为经典著作。惜该书行世不久，即遭兵燹散失，幸赖西晋太医令王叔和之校雠编次，为三十六卷行世。不久遭晋怀帝永嘉之乱，中原文物板荡，王氏编次之书复遭散失。迨至隋唐时期，以中医科学家孙思邈述古之殷勤，年逾百岁方见《伤寒论》，载于所著《千金翼方》第九、第十两卷中，因当时印刷术尚未发展，书皆用竹木简或丝绸书写为卷，且互相传抄，故分卷不一。至唐天宝时，中医科学家王焘撰《外台秘要》四十卷，分 1104 门，又《外台要略》十卷，今《要略》失佚，《秘要》中张仲景《伤寒论方》，注出卷数至十八，内有《金匮要略》诸方，盖王焘所见者又一别本。旋遭安史之乱，弘文馆被焚，幸赖王焘所撰《外台秘要》得以幸存，至今成为考证我国唐代以前医书之旁证材料，诚可宝贵。此外仲景之书见于梁《七录》有《张仲景辨伤寒》十卷、《隋书·经籍志》载《张仲景方》十五卷、《唐书·艺文志》载王叔和《张仲景药方》十五卷、《伤寒杂病论》十卷，以上所载之书均已不存。五代时，刻版印刷术始盛行，至宋英宗治平二年（公元 1065年），朝廷命高保衡、孙奇、林亿等人校刊医书，认为"百病之疾，无先急于伤寒"，故先令将宋开宝时节度使高继冲所献之《伤寒论》十卷校定刊行（开宝为宋太祖十年之年号，即公元968—976年），然杂病未见其书。而宋仁宗时（公元1023—1063年），翰林学士王朱在馆阁日于蠹简中得仲景佚文，名为《金匮玉函要略方论》三卷，据林亿校刊序云，该书内容为"上则辨伤寒，中则论杂病，下则载其方，并疗妇人，乃录而传之士流，总数家耳。尝以对方对证者，施之于人，其效若神"，校刊时将其有关《伤寒论》条文删去，仍分为上、中、下三卷，亦于同时刊印，即今之《金匮要略方论》。此外，尚有《金匮玉函经》八卷，为《伤寒论》之别本，该书与《伤寒论》同体而别名，其文理或有与《伤寒论》不同者，其义皆通圣贤之法，故两并存之。依次旧目总29篇，115方，于宋治平三年亦校刊印行公世。此仲景遗书自汉建安十年以来至宋治平三年，上下八百多年中分合隐现之概况。从此以后，仲景之书始普遍流行。旋遭靖康之乱，金陷汴京，文物又遭散失。今世所传之宋刊本《伤寒论》十卷，实为明万历二十七年岁次己亥三月时，虞山赵开美校刊翻刻本，总22篇397法112方。《金匮要略方论》上、中、下三卷，乃明万历十三年徐镕校刊本，自杂病以下终于饮食禁忌，凡25篇，除重复者合262方。而《金匮玉函经》八卷，为宋馆阁秘本，亦遭散失。虽元代医学科学家朱丹溪对医学之精通，明代医学科学家王安道之渊博，盖皆未见此书。至清康熙五十年，上海陈世杰得手抄宋本，与何义门鉴定刊印。中华人民共和国成立前该书在南京某图书馆仅存一部，为稀世之宝，先师黄竹斋先生不辞劳苦，亲往抄之，今已由人民卫生出版社影印发行，为医界之一大幸也。关于仲景之佚书，如《宋史·艺文志》载《张仲景脉经》一卷、《五藏营卫论》一卷、《疗黄经》一卷、《口齿论》一卷，今皆佚失。此外，仲景之书见于《脉经》《千金要方》《千金翼方》《外台秘要》者，吉光片羽，足资考证。仲景之书，承其绪者，历晋迄唐仅有王叔和、孙思邈二人遥相祖述，然皆传述其文，而少所发明。自赵宋以后，注释渐众，盖已无虑数百家矣。对仲景学说之应用研究出了不少名家，如韩祗和、朱肱、庞安常、许叔微、郭雍等，其师法研究仲景学说各有独特见解。然注释《伤寒论》最早者，首推金·成无己，因成氏距宋治平时代不远，附加己意，故《伤寒论》有"成本""宋本"之分。《金匮要略方论》注解最早者，首推元·赵一德，赵氏所注《金匮玉函经衍义》实《金匮要略》之变名。明清以来注释《伤寒》《金匮》者，大抵皆以林校及成、赵二书为蓝本。自明代医家方中行认为仲景《伤寒论》为王叔和编次错简，将经文打乱重订编次，其后喻嘉言、程郊倩、魏念庭、柯韵伯诸家和之于后，任意颠倒，愈排愈乱，使读者无所适从，难以得识旧貌。有以经络论六经者，如朱肱、汪琥；以六气论六经者，如张志聪、黄元御；按方类证者，如徐灵胎、柯韵伯；按法类证者，如钱璜（天来）、尤在泾；以经类证者，有沈目南、包诚等诸家为代表。惟浙江钱塘张隐庵、张令韶、福建长乐陈修园等医家认为经文不宜任意割裂，应维护旧论，使学者得窥全貌。陈修园遂本二张之义著有《伤寒论浅注》，又取徐忠可、尤在泾之长著《金匮要略方论浅注》，此外有《医学三字经》《长沙方歌括》《伤寒医诀串解》《本草经注解》十余种入门之书，使学者得入正轨，易于理解仲景之书及诸家注释之得失。该书对启蒙推广引人入胜起到促进作用，陈氏有功医学诚非浅鲜。

自西洋医学传入我国，即有中西会通自然结合者出现，如四川彭县唐容川、江苏武进恽铁樵、江苏江阴曹颖甫、陕西长安黄竹斋、江苏川沙陆渊雷、四川隆昌周禹锡及许多名家，吸取外来医学之长，补我中国医学之短，拟用外来医学之实验手段，发扬中国医学之长，对研究《伤寒论》仲景学说，当时出了不少杰作，对我国医学之发展增添了新的内容，揭示了中医许多陈陈相因的医学术语之本质，我认为这是祖国医学之一大发展。但亦有些牵强附会者，并出现了一些对中医学术基本理论根基不深，诊治经验不足，失去继承发扬信心，反戈一击，弃中学西者，或滥竽充数者，或以学术偏见恃权压抑祖国医学发展使之趋于低潮，甚至喧宾夺主者，或主张废医存药者均有之。凡每门自然科学只要有其真实的科学性、强大的生命力，符合广大人民和社会发展的需要，任何时代也是不会被消灭的，它只能是随着时代的演进不断地发展完善，不过是总结经验、研究整理方法及其所用之手段工具随着时代的推移有所不同而已。中国医药学确是一个伟大宝库，但有许多宝贵遗产尚未被人们认识发掘整理，如打开宝库之门有经冶炼而成之宝，亦尚有璞玉未经雕琢者，我们应当努力发掘，为人类造福。若欲发掘其宝，必须付出极大的努力和艰苦之劳动代价方能得宝。否则，坐享其成，只有望洋兴叹而已！仅就书籍散失一事而言，数千年来或经私人秘藏而未发现，或被人偷盗，或经历史变迁遭受厄运而散失者，或流失国外者均有之。例如先师黄竹斋先生之著作，就我所知和八宝山公墓碑阴结论所记载者，先师著作约50余种，先师殁后不知如何处理？北京中医研究院西苑医院院长尤祥斋关心此事，欲予整理，告该院图书馆馆长耿鉴庭同志邀我查阅目睹先师著作在该馆仅存20余种，完整大部著作仅有数种，其余皆以零碎札记充作种数，令人非常痛心！此不过仅仅20年时间，先师之书即遭散失尚且如此，何况仲景之书经1700多年，家中多次遭受散失，分合隐现，其书卷数不一，虽经历代医家整理增删订正，仍未能窥知全貌，此即更不为奇。自1912年以来仲景之遗书即有4种发现：①湖南浏阳刘昆湘为母丧求葬地，遇张老者传授古本《伤寒杂病论》十六卷，计4册，于1934年何芸樵手书石印，其宗人刘仲迈与之同撰义疏印行。②四川刘熔经得于涪陵张齐五，据云：清咸同间得之于由垫江来涪之医士袁某，及得之于明代垫邑某洞石匮所藏者，为王叔和所述，孙思邈所校，亦名《伤寒杂病论》十六卷，计2册，1935年刘熔经石印公世。③桂林医家左盛德，当清同治三年（1864年）得其师张仲景46世孙张学正字绍祖者，授于家藏仲圣《伤寒杂病论》第十二稿手抄本，计4册，名为白云阁藏本，左氏于清光绪二十年（1894年）将该书授予门人桂林罗哲初先生，罗氏于1935年将该书又授先师长安黄竹斋先生，历经艰难曲折，于1939年由陕西辛亥革命将领张钫捐资始刻木版，经先师校刊公之于世。④日本昭和丁丑，大冢敬节印行之康平本《伤寒论》。按日本康平，适当我国宋仁宗嘉祐五年，较宋英宗治平二年距时不远，亦系日人抄录传入日本，该版本一册于1948年由苏州叶橘泉先生铅印公世。以上4种发现，皆为研究仲景学术的重要参考文献。

《伤寒杂病论会通》一书，是我国已故著名中医科学家、先师长安黄竹斋先生于1949年所著印行。先师原名黄谦，字吉人，又名维翰，字竹斋，晚号中南山人，又号诚中子。先师幼贫，出身铁匠，不能入塾就读，18岁时始识字，从塾童而问学，由是发愤立志治学，抱负宏远，遂通经史、天算、地舆、历法、兵、农、医、药、理、化、儒、释、道、典、哲学等学，生平著述出版与未印者约计50余种，尤精于医。尝谓"庶士以利人济物之志者，惟医为然"，乃毅然以发扬中国医学为己任，致力仲景学说之研究。先师平生治学之特点，论国学无汉宋门户之见，论科技哲理不分中西，研究中医在治疗上无论对经方、时方、土单验方、针灸、导引、内服、外治有效之法均用，接诊患者无分内、外、妇、儿、伤科均能诊治。尝谓只要对患者有疗效者，有益于国医发展之科学均可学之。即对铃医、农民、樵夫、渔夫、僧、道、卖艺者，有治疗一技之长者，莫不虚心请教焉。先师好游名山大川，爱作实际考察，访问历史古迹，搜集仲景佚书。尝谓治学不能故步自封，陈陈相因，勿以人之喜怒为喜怒，必须自辟蹊径，有所创新。对世俗所谓功名富贵之认识见解，他认为：有补天地曰功，有关世教曰名，学问曰富，有廉耻曰贵。先师肺腑之言使我永铭于心，拳拳服膺。当反动政府企图消灭中医时，他性情豪爽，不畏强暴，出于维护民族尊严的爱国主义思想，亲往南京向反动政府请愿呼吁，援笔反抗，并与全国医药界在上海组织全国国医联合会，号召国内外中医药界同仁口诛笔伐，函电交驰，迫使反动政府制定中医条例，致使消灭中医之阴谋未能得逞。并向国民党中央卫生署提案，为我国创办中医大学，亲自制定教学方案，并整理中医各科证治全书，写出整理方案，建议重修南阳医圣张仲景祠墓案，均不被采纳。先师在上海提议与医界同仁组织募捐重修南阳医圣祠董事会，首将自己所著印行《伤寒杂病论集注》《校订伤寒杂病论读本》各捐 100 部，以资提倡。当时他的科学预言"中华古医学，世界将风行"现已实现。当时他对国民党某权威说："当年秦始皇焚书坑儒，中医未能消灭，何况今日五洲交通，中外文化交流，谁能阻挡之？况世界学问非为私有，乃为世界公有，虑中医将绝者乃杞人忧天。"又愤慨言之："今日中医之所遭轻视、歧视甚至或被灭亡者，非亡于西医之手，而是亡于中国执政者之手，亡于中医之手。若中医不思振奋，不精其业，唯有坐以待毙。其祸不在颛臾，而在萧墙。"

先师尝谓仲景仁术教泽，功被万世，论者推为医中之圣，然考诸《后汉书》《三国志》无仲景传记，甚以为憾！乃遍搜诸家子集、野史杂记、历代名医评赞，撰成《医圣张仲景传》1 册，该传首载于《伤寒杂病论集注》第 1 版。又十年经过增刊修改，于 1933 年亲诣南阳拜谒仲景祠墓，计住七日，拓碑拍照，作实际考察，撰《拜谒南阳医圣张仲景祠墓记》，充实所著之《医圣张仲景传》。亲将崇祯五年园丁打井发现"汉长沙太守张仲景之墓"碑石拓页带往上海，请考古学家鉴定，认为字体遒逸，类晋人书，为晋人所立之碑石。此次南阳地区张仲景学说研究会上又经耿鉴庭先生鉴定，与黄老当年鉴定无异，尤其碑座有"咸和五年"四字，按咸和五年为东晋成帝五年之年号，可见先师当年即已作此项工作，对仲景之人、之墓、汉长沙太守之职、医圣之谥，千载疑误，一旦冰释。而先师所撰《医圣张仲景传》，早年曾以单行本印行，后被日人冈西为人收入《宋以前医籍考》。先师对医圣张仲景所作之"传""记"，对现代研究考察仲景佚事提供许多方便，有功仲圣，诚谓伟矣。

先师毕生致力仲景学说研究，认为《伤寒杂病论》仲景自序云十卷，由于历史变革遭受兵火所致散失，后世先后发现时期不同，又将该书分为二书，即现在通行之《伤寒论》《金匮要略》，与仲景《伤寒杂病论》自序不符。于清光绪三十三年岁次丁未（公元1907年），以西哲生理系统之说撰解三阳三阴提纲，阐发仲景六经钤治百病之本旨，可谓发前人之未发。于1914年又取《伤寒论》《金匮要略》合为一帙，仿陈修园浅注之例，撰成《伤寒杂病论新释》十六卷，可谓自辟蹊径，务去陈言，卓然成一家言。嗣又纂集中外诸家注释之精华，删繁去芜，撰成《伤寒杂病论集注》十八卷，于1922年出版印行。是书并经实践增删修订，又于1934年三版印行，首列所撰《医圣张仲景传》《通论》《三阳三阴提纲》于卷端，早已风行海内外，脍炙人口，得到南方许多医家之很高评价。如《中国医学大辞典》主编谢利恒先生为之序云："西安黄竹斋先生重印《伤寒杂病论集注》十八卷，约70万言，据生理之新说，释六经之病源，贯穿中西，精纯渊博，可谓集伤寒论学说之大成，诚医林之鸿宝也。"又在《医学源流论》中称为"近今之杰作"。在《陕西通志》亦早载入。江苏武进张赞臣先生云："黄竹斋先生以汉儒注经之精神，而又不辞辛苦，海内奔驰，作实际之探讨，著《伤寒杂病论集注》，诚于仲圣绝学有羽翼之功，方其书再版爰题'医学渊府'四字，藉志钦慕。"此外，南方诸中医学家，如福建陈逊斋、浙江宁波周岐隐、南京周柳亭、四川隆昌周禹锡、陕西蓝田学者赵和庭、兴平赵玉玺、古越裘吉生、江苏如皋黄星楼、苏州叶橘泉诸学者均为之序，予以很高评价（见《伤寒杂病论集注》）。先生还撰有《经方药性辨》《伤寒论类编》《伤寒类证录》《方剂类编》《伤寒六经提纲歌》《校订伤寒杂病论读本》《本草考证》等书。

先师在医学方面不仅对伤寒学说有创新研究，且对《内经》、针灸学说同有深刻研究。著有《针灸经穴图考》八卷，以十二经为纲，365穴为目，科学地总结整理了中国针灸学，早已印行，风行海内外。附以奇穴拾遗，经穴图谱以正常人体点穴摄影，制铜版印行，是其独创。又以病证为纲，以针治取穴疗效为目，著有《针灸治疗会通》八卷。对《内经》之研究著有《内经类编》四卷，厘为五纲，一曰天运气化，二曰人体生理，三曰病证源候，四曰望、闻、问、切，五曰针法方治。每篇各分目若干，供读者得其要领，别其真伪，而收事半功倍之效，以为初学渡津之筏。以中医理论系统整理《中医生理学》三卷，《难经会通》附秦越人事迹考、《难经》注家考，校订宋·王惟一《铜人俞穴图经》，编撰《针灸经穴歌赋读本》等书。拟整理《中医各科证治全书》一百卷，以病证为纲，已脱稿二十卷，包括《儿科会通》八卷。其他著述积稿盈尺。

先师曾发愿搜集仲景佚书，贡献医林，不辞劳苦，四方奔走，每发现仲景佚文必追踪至底。于1934年往鄞访求仲景佚书，经宁波名医家周岐隐先生介绍，得识桂林罗哲初先生授其师左修之得仲景46世孙张绍祖所授家藏仲景《伤寒杂病论》第十二稿，较诸宋本、湘古本、涪古本、康平本优异甚多，认为长沙佚文重光于世。于1939年筹资刻版，限于经济条件，该书先后只印250部。于1947年岁次丁亥孟春撰《祝告医圣文》，率余再诣南阳拜谒医圣，欲将此书播送海外，并送书版藏医圣祠，因时途梗阻未能如愿（历经30余年之曲折，于去年始将书版送至南阳医圣祠保存）。先师遂又将所得罗哲初所授之《伤寒杂病论》第十二稿进行注释，又取各家不同版本之长核对订正，补其不足，搜集历代诸注之精华充实内容，本书遂以《伤寒》《金匮》合为一帙，但终于辨妇人病脉证并治以下而无杂疗方3篇，似亦未尽，遂以宋本《伤寒论》、正脉本《金匮要略》补其失阙，务期无疑不释，无义不晰，于1949年脱稿卒成，命名《伤寒杂病论会通》，共计十八卷，分订8册。先师此时年已六旬有四，时当国内战争爆发，又受经济所限，余虑先师毕生心血一旦付之劫灰，殊觉痛惜！遂商同先师购买旧石印机一架，先师素性刚毅果断，爱笔亲书，自撰、自书、自印、装订而成。因受经济

第三章 医事

715

条件所限，印数不多，分赠各地友人爱好者及各省图书馆保存以供大家研究。先师以本书命名"会通"者，谓仲景之书多次增删变动，隐现分合，佚文散失不断发现，故本《周易·系辞》谓"圣人有以见天下之功，而观其会通"之义定名，《周易本义》又谓："会，理之所聚而不可遗；通，理之可行而无所碍。"先师借用"会通"二字者，望天下及后世之人，能将仲景之佚书进行搜集整理，达到理会贯通，并非谓自著书中之所有问题已达理会贯通之意，而不知仲景之学将尚有变动增补发现之义耳。余从先师游学有年，知其本义，望读者勿误解之。

此外，对宋本《金匮》杂疗方所列急救诸法及饮食禁忌两篇条文，先师认为有许多宝贵经验和理论是符合科学的。但其中亦有一些不经之说，可能为仲景博采众方，收集民间传说，未经自己实践清删所遗之文，或为林亿校刊时收集民间传说补入亦未可知，故将此篇作为补遗，以俟来者研究。

先师在旧社会以个人奋斗精神，南北奔波，不辞劳瘁，历经艰苦，不屈不挠，不慕名利，素甘淡泊，又尝感慨吾国处于弱肉强食，瀛环鼎沸，列强并吞之势，为了维护民族尊严，慨然以昌明国学为己任，联合陕西诸学者创办日新学社，继之创办国学讲习馆，讲习国学以图学术救国，不幸世逢厄运，所遇维艰，俯仰环顾，无术救世。认为继承发扬祖国医学亦强国强身救世之一术也，故不遗余力，在继承发扬祖国医学上作出了卓越贡献。

在抗日战争时期，他为了发扬国医，救济伤员，抗日救国，曾整理《中医伤科学辑要》三卷，并建议国民党卫生部在全国成立中医伤科训练班，设立伤科医院以救济伤员，筹建陕西中医专科学校，培植中医人才，筹建西京特效制药厂，以堵帝国主义经济侵略，筹建陕西天文气象测候所，以防御灾患，其志未遂。目睹国民党反动政府政以贿成，官以邪进，驯致文醑武嬉，贪污成风，国魂已失，只存躯壳，遂偕余隐居长安樊川少陵原，筑土室居焉，其洞曰"乐素"，号称终南山人、诚中子，从事学术研究，并为广大群众治病。先师性情豪爽，生活俭朴，不畏强暴，不媚上欺下，治学严谨，言之必行，行之必果，每写一著作，必限期完成。先师学识渊博，一生在学术上不仅继承了南阳医圣张仲景和天文数学科学家张衡二家之学说，还对各家哲学颇有研究。在医学上，对伤寒、针灸学说的研究则可谓自成一家，对张仲景三阳三阴学说所做之提纲，有发前人之所未发者。天文学方面，著有《五纪衍义》，创制《北纬三十四度恒星平面仪》《中西星名合谱》《经天星座歌》《修订国历刍言》《测候所计划书》。数学方面，著有《求圆周率十术》《微积分提要》《邵子皇极经世图说考证》。在哲学方面，著有《周易会通》《周子太极图说臆解》《老子道德经会通》《佛学考辨》《命学考辨》《堪舆源流一贯》，整理《杨子太玄经》《孙子兵法》《阴符经》《诸葛武侯奇门遁甲》。他还搜集人生寿命在百岁以上者之资料，整理为《寿考》一卷，以备研究长寿医学之用。还著有《孙真人传》（附《医学源流歌》）、《医事丛刊》《竹斋丛刊》等书。

他的学术思想，要求不仅重视理论考古的整理研究，更重要的是学术创新。他不仅是一位医学理论家，而且是一位临床实践家。

中华人民共和国成立后，他积极参加革命工作，拥护中国共产党，热爱社会主义。先师曾向党中央毛主席上书，请将孔子《礼运·大同篇》纳入中学教材，以教育国人知吾国早有天下为公、世界大同之精神；并上书西北军政委员会统战部部长汪锋同志，请求保护陕西省孔庙之文物，受到我党和政府之重视，被选为长安县人民代表，受聘为我省文史研究馆馆员、陕西省政协委员、对外友好协会理事等职。1954年，被邀参加西北医学院工作，任中医科主任。1955年奉命调往北京中医研究院任针灸科主任，受到毛主席、周总理亲自接见谈话。曾为卫生部召开的全国卫生工作会议制定15年远景计划提出意见书，并任卫生部针灸学术委员会委员，被评为五好工作者代表，出席全国文教卫生工作会议。在京工作期间，哲学家艾思奇与先师为友，常进行学术交流。印度尼西亚来函求购先师所著《针灸经穴图考》《伤寒杂病论集注》等书。人民卫生出版社还将《伤寒杂病论集注》分为《伤寒论集注》《金匮要略方论集注》出版印行。

先师主动要求中医研究院领导在西苑医院设置中医治疗中风偏瘫病床50张，据1959年5月4日该院总结报告，题为"针灸中药治疗中风偏瘫150例总结报告"，总计有效率91.3%，治愈病例不一一举例。其门诊和病房收治患者很多，有许多疑难危重患者经先师亲自治疗转危为安，疗效显著，博得群众的好评。先师对中风病有独到研究，针药并用，取得成绩，有些患者由担架抬来就医，经治疗后健康步行出院，博得国内和苏联、民主德国、越南等患者的称道。如曾治愈一位中风不语、半身不遂的德国友人东布罗斯金，这一消息曾在德意志民主共和国报刊登载，称赞中国医学高明。当时苏联大使尤金患了瘫痪病，经先师治疗，病愈后能行走，回国时宴请先师及院领导敬致谢意。中医研究院为先师拍摄了科教电影，拟应苏联邀请讲针灸学未遂。先师毕生为了维护民族尊严，趣思如何为党的中医政策争气，无论在著书立说、临证治疗方面，处处都是在考虑党和国家的威信。他对危重患者只要有一线生机，总是设法抢救，从不考虑自己的成败得失、明哲保身。先生毕生致力祖国医学研究，自成一家，其治学之殷勤，实为我辈后学之楷模，真不愧为一位承先启后之中医科学家也。在临终前他还手不停披，著有《神经精神病学》4册，为五一劳动节向党献礼。

先师诞生于公元 1886 年（清光绪十二年）夏历 7 月 13 日，公元 1960 年 5 月 16 日不幸因病逝世于北京，享年 75 岁，葬于北京八宝山公墓。党和政府对先师安葬仪式之隆重，碑阴结论评价之高，使人深受教益，这对鼓励我们后学颇有深远重大意义。

余从先师游学有年，志同道合，可谓知己者也。余知先生之学识，非只限于医学之一端，先师幼从庭训肄炮工，辛亥革命时积极响应，在陕西督军公署南北两路团练大使王敬如先生领导下，于临潼马额镇招募小炉铁匠设立炮厂，制造土枪弹药支援辛亥革命，并亲往汉阳兵工厂学习制造新式枪炮弹药，且有创新，故能精研物理数化等学，实源于此。目睹军阀混战，无正确政治方针，继研医学抱负欲有为于时，以雪百年国耻，此先师之志也。正如陕西蓝田学者赵和庭先生赞先师曰："浐渭之间，终南山下，布衣崛起，魁然人者，道继关洛，治分王霸，不试故艺故多能，或以医名，余曰非也。"呜呼！先师今已逝世 23 年矣，余每念先师之学，就医学之造诣而言，可与明代医学科学家张景岳、清代医学科学家陈修园、柯韵伯、尤在泾，以及东瀛之吉益东洞、丹波元简、浅田栗园、松园渡边溪、汤本求真等诸家相比较，有过之而无不及。以陕西地方言之，其著述之丰富，学识之渊博，治学之殷勤，为唐代医家孙思邈后之所罕见者。先师一生之学行，可谓是为中华民族争光，为人民正义事业斗争的一生，是先天下之忧而忧者也。

先师早年应浙江四明名中医学家曹炳章先生邀请，为其所汇集之《中国医学大成提要》《曹氏医藏类目》等书作序，以彰其义。无锡中国针灸学校校长、针灸学家承淡安先生邀请往该校讲学。先师之学行，为南方国学大师章太炎先生、陕西关学大师张果斋先生之器重，均与之为友论学，并与先师之书作序题签。福建名中医学家陈逊斋先生为清·陈修园之后裔，精医术，通文章，赞先师曰："予酷嗜医术，寝馈《伤寒》《金匮》几三十年，南北邀游未尝遇一知己，非真无人才也，实予交游不广耳……国医有斯人，国医之幸也。斯人仅为国医，斯人之不幸也……予识黄君不敢谓秦无人矣。予读黄君之书，益感从前所见之不广矣。"先师之生平言行，大似有唐·韩愈文起八代之衰，道济天下之溺，忠犯人主之怒，而勇冠三军之帅之风，非我辈自恃为名老中医者所能望其项背者哉。此言非我忝列先师门墙而有意虚夸先师之美，实乃天下人之言矣。

余多年自恨庸愚，不学无术，岁月蹉跎，垂老无成，不能光大先师之学，殊觉惭愧！积40余年之经验，深知欲做一名医者易，要做一高明之名医者实为难矣。惟加倍努力继先师未竟之志，以报党和人民之培养与先师教诲之殷望。为此，特将先生大著介绍公世以启来学，提高中医学术思想，为广大劳动人民服务，以供中西医务人员临证应用研究和实验选题研究之用，促进祖国医学发展，为我国现代化建设服务，并为参加今年中华全国中医学会成立医圣张仲景学术研究会交流之资。承蒙我院党委领导同志重视祖国医学之继承发掘、整理提高工作，大力贯彻党的中医政策，特批专款自印，以示表彰先哲，鼓励后人，继承发扬祖国医学。原书为先师自撰、自写、自印、装订而成，凡十八卷，分订8册，为石印本。余处保存一部，献出交我院文献医史研究室同志进行校点整理，使这一久湮人间之秘籍，仲景《伤寒杂病论》第十二稿，先师撰述注释本《伤寒杂病论会通》一书得以流通。

书将印行，嘱我为序，不学如我，又不能文，曷敢云序，先师大著公世，我又义不容辞，故不揣谫陋，欣欣然勉为之序，以勉后之学者，且以自勉焉。错误之处，诚望同道指正是幸！

门人陕西米伯让敬识

1982 年五一劳动节

六、张仲景《组画》《历代名医像》评赞序

南阳张仲景文献医史馆为了继承发扬祖国医学，宣扬仲景圣业，表彰先哲，鼓励后人，模拟汉画石刻医圣张仲景《组画》一套25篇及《历代名医像》112幅，充分反映出我中华民族之优秀伟大。张仲景承先启后之高尚医德医术，虽经1700年，但在人民心目中一直受到最高崇敬，尊称医圣，此绝非偶然之事也。又反映出历代医家私淑继承，前赴后继，为中国医学发展繁衍，为人类造福，丰富世界医学内容做出卓越贡献。使人瞻仰先圣先贤，不由肃然起敬！真是根深叶茂，源远流长，展望未来，更盈于今。先师长安黄竹斋先生在旧社会反动政府下令消灭中医药时，提案重修南阳医圣祠，其志未遂。发愿搜集仲景佚书贡献医林，以个人奋斗精神南北奔波，发扬中国医学为己任。在《祝告医圣文》中的预言"中华古医学，世界将风行"，今已实现。余意"中华古医学，世界将会通"，此为中外医学历史发展确切不移之定律。中国医学在世界上必将大放光彩，毋庸置疑。仲景之学普及发扬，此必然之事也。此组画像为石雕艺术家张一平同志画雕造像，其工艺之精巧，栩栩如生。卫生部崔月犁部长、中医司吕炳奎司长均为之序，已予很高评价。《组画》每幅又有各地医家名流题诗写形予以评赞，令人敬仰！

按我国在世界号称四大文明古国之一，五千年来劳动人民和疾病做斗争所积累之极其丰富的医疗实践经验和理论知识，形成我中华民族医学独特之理论体系，在世界上占有一定的地位。尤其是在各个时期、各个地方、各个民族的优秀人物、医药科学家层出不穷，若以《历代名医像》仅有112幅，显然是不相称的。必须反映出中华民族创造灿烂文化发展之盛况，《张仲景组画》一套，仅25篇，亦恐未尽。除见于《志乘》传记事迹外，应从《伤寒杂病论》自序中研究仲景之学术思想，会意写形，刻绘出他对医学发展不同展望之伟大形象，这对启发教育后人有着重大意义。

我们为了加强中华民族之大团结，振兴中华、振兴中医之目的，使中国医学更加强盛壮大发展，必须进一步团结世界各国各族人民，对中国医学做出杰出贡献者均可采辑列入《历代名医像》之列。对此，应有

"胸怀祖国，放眼世界"之展望，不能局限于一隅，或执偏见，至此为止。

唯采辑画像人物，必须是以首重医德为准则。医技方面，不拘科别，如擅长内、妇、儿、外、骨伤、针灸、推拿、导引、气功、整理校刊医籍、采植药品、药农、药工，若品德高尚，对人民做出有益贡献者均为采辑对象，但是必须以医德作为评议列入画像之首要准则。这是一件严肃之事，应严肃对待。中国历史上对科技艺术人物之评价和崇敬者均首重品德，有诗如其人，字如其人，画如其人，医如其人，文如其人，政如其人，师如其人之评价。若技艺精绝而无品德者皆为世人鄙视摈除之。我国历代医技高明者不乏其人，若为奸邪小人而医术虽精，但人品与技能不相掩矣，故不得世人之崇敬者是其由也。今采辑画像列入医圣祠内，若无是非准则之分，鱼目混珠，反成争名之场所，实所非宜。

我国幅员广阔，建议张仲景医史文献馆向全国各地发出征贤采辑准则之通知，可能获得不少有益之资料。此外，组织品学兼优、认真负责医家成立画像评审委员会，按历史分期，对采辑人物已故者做出公正评议列入画像。生者暂不宜评议列入，留待后人评定为妥。由于过去交通闭塞，民至老死不相往来，故知者不广，仅以112人列入画像诚不足矣。如古之俞跗为我国最早之外科医家，为三国华佗之所本，而近世西法手术治病广泛。如古之伊尹为商汤陪臣（曾做炊事员）而作《汤液经》，将服用药物以炊事调味之经验，为创造中国由用单味药而发展为复方，是世界之独创，为我国医学特色之一。宋·林亿、孙奇、高保衡校刊印行医书做出卓越贡献，明·杨继洲集针灸之大成，亦未见采辑刻像。近现代有已故者而自学成才忠心耿耿，为中医事业做实际工作且有贡献者，如长安黄竹斋、绍兴曹炳章、武进谢利恒等人也未见采辑。我们应当注意这方面的采辑，非常重要。尚有甘心乐道，济世活人，做出贡献不求闻达而无声无息死亡者，有未被掌管医药卫生行政者重视，年深久远被埋没者，有以技遭殃者，有后继无人而中断者，有因本人信仰宗教而终身从事中医药有贡献者，有因由原籍而迁徙他地行医活动者，有各族人民及国外人士对中国医学、仲景学说有研究而做出贡献者，有在民间行医而医德高尚，医术出众而无著述，或著述很少而佚失者，均有之。采辑画像，绝不能以表面形式之显耀而忽视其内在之本质，或只看一端，或照顾一域，仅将有条件能宣扬出之人物均作名医而列入其中者，是极为不当的。我认为欲做一名医者易，要做一高明之名医者实为难矣。医德与医技并高是评价医家之准则，望共知之。

医圣张仲景祠墓之重新修葺，幸赖党中央卫生部、宣传部及河南省委、省政府、卫生厅及南阳地委、市委、市政府、卫生局党政领导之大力重视和支持，社会各地中医贤达之促进，承蒙各级领导拨款修葺，将旧祠建为全国研究仲景学说之中心机构，为人类造福做出贡献者予以表彰，余敬佩之至。今为促进四化建设，表彰我国各条战线科学家对人民做出贡献，为我党政应尽之责。敬望继续努力，将该祠建设成为名副其实之张仲景医史文献馆，使中华民族医学在世界上发扬光大，不要徒具虚名而贻笑后人。余认为河南出了张仲景这位杰出的医学科学家，不仅是河南人民之光荣，实为我中华民族之光荣也。

张一平同志能为医圣《张仲景组画》《历代名医画像》不辞劳苦，四处奔波，采辑资料，精心刻画，是为热爱祖国，热爱中医，崇敬医圣张仲景之高尚医德，仁主教泽，功被万世之一端也，余甚敬佩！希望张一平同志继续努力完成此项艰巨而光荣之任务，是余之厚望也。求余为序，介绍增添名医列入画像，并为评赞，其意诚恳，义难容辞。余不敏，谨述鄙见，谬误之处，在所难免，敬请瞻仰《画像》《组画》者批评指正！是为之序。

赞曰：

伟哉仲景，万世医宗。道赞三皇，德侔孔孟。

炎汉之季，疫气流行。伤痛天枉，哀民莫极。

鄙视权势，不顾民命。愤恨士流，驰竞名利。

终始顺旧，误诊误治。毅然立志，发奋学医。

济世活人，普救苍生。博采众方，上据医经。

结合实践，融会贯通。三阳三阴，别开生面。

法律谨严，系统立论。伤寒杂病，始有法循。

医医医人，其德无穷。千七百年，培育医林。

汉后名医，皆出其门。仁主教泽，风行环宇。

医德医术，惟公独尊。道似江海；支流衍纷。

学如日月，永远不泯。发展至今，巍然能存。

中华医学，赖此忠魂。启迪后学，医圣众尊。

古今中外，惟德是馨。张君一平，刻画传神。

敬望努力，完成巨任。

陕西后学米伯让敬撰

1983 年

七、《铜川文史》孙思邈医德医术讨论会专辑序

孙思邈是我国唐代伟大医学科学家，陕西华原（即今之耀县）人。其医德之高尚，医术之精湛，学识之渊博，为患者解除疾苦服务之忠诚，深入人心。久为群众所敬仰！民感其德，自发的尊称为药王。孙氏认为："人命至重，有贵千金，一方济之，德逾于此。"因而将其著作以《千金》命名。又谓："世有愚者读方三年，便谓天下无病可治，及治病三年，乃知天下无方可用。故学者必须博极医源，精勤不倦，不得道听途说而言医道已了。深自误哉！"这些宝贵箴言可为医医之脑后针也。在《千金要方》序例中首以"大医习业""大医精诚"为题，要求学医者必须有高尚之医学品德修养和不求名利、不辞劳苦的为患者服务之忠诚思想，学习业务要有精益求精之精神，方不愧为大医。孙氏将汉唐以来临证医学经验收辑归类，结合自己实践，始编为我国第一部临证各科类书，即《备急千金要方》《千金翼方》各三十卷，其内容之丰富，可谓集汉、魏、晋、隋、唐医学方书之大成。其所发明独到之处见于该书，其医德高尚之赞颂见载于历代史册，其对医学所作之贡献为医圣张仲景后之第一人也。故宋代统治者顺其民意，敕封孙氏为妙应真人。妙应者，言其治病有妙手回春之效应，乃行道有德于心，为真正有益于人民者之标准光荣称号（即今谓真正的人之称号），此赞扬真人医德医术高明之意耳。而真人之医德医术及其学术思想早已影响中外，遐迩咸钦！祠宇遍及海内，文史之讨论研究美不胜收。虽历经沧桑，相沿至今已一千余年，群贤仍在不断研究探讨真人之学术思想奥义，其著作已成为学医者取之不尽、用之不竭之宝典。可见真人之学术思想博大精深，医德高尚，嘉惠医林，泽及后世，为民防病治病，蔚然成为一代宗师，

称其为真人者当之无愧。深感医者欲做一名医者易，若做一高明医者实为难矣。诚可慨叹！

今铜川市人民政协文史资料研究委员会编辑《铜川文史·孙思邈医德学术讨论会专辑》，杨曙天同志持公函征序于余，闻之欣然！而余虽患眼病右目失明，急起奋笔直书，因思当前编辑《孙思邈医德学术讨论会专辑》，阐扬孙思邈医德，此对纠正当前社会医药卫生界出现之不良风气大有裨益。医学为寿世寿民之学，对人民之寿夭，国家之盛衰，种族之强弱关系至重。吾人应如何重视其学以精其业，是其首要之图。学医者，必先明学医之志。学医为何？为何学医？而吾医之志者，志在忧乐。宋范文正公曰："先天下之忧而忧，后天下之乐而乐。"吾人必须着眼于国家民族利益，以人民生命为重。不能以权谋私、见利忘义、不顾人民生命安危。否则，与图财害命者，贼民之贼，有何异哉！

国家提出讲求经济效益之同时，党中央明文下达医药、卫生、教育、科研为社会福利事业，与其他企业不同，不能讲求经济效益，应以社会效益为主，这是非常正确的。简言之，应如何提高医药防治疾病质量和教学科研质量为人民服务，加速提高生产力，为社会主义建设做出积极贡献，此即社会福利事业所讲求社会效益中间接取得之经济效益，非是以医药谋取暴利所得之经济效益，吾人应当明确。但近年来报端常载有些医药人员目无法纪，竟以医药谋取暴利，欺骗群众诈取钱财，服务态度恶劣，医疗如同儿戏，不负责任，有以医当权，治病作为恩赐，借医索贿，甚至有以出售假药以伪充真，草菅人命，不讲医德，有害社会，有辱国体，残害人民生命莫甚于此。当前国家依法惩办非法分子罪行，并加强宣传我国优良民族传统道德教育感化之，如铜川市政协宣传研讨孙思邈医德及其学术思想是其一端也，此对建设社会主义物质文明和精神文明将会起到促进作用。不学如我，又不能文，曷敢云序。兹因事关重大，义不容辞，故不揣浅陋，随缀数语以志之，或有助于风化云尔。其中谬误在所难免，望请读者批评指正是幸！

米伯让敬撰
1985 年

八、《陕西中医药通讯》发刊词

　　《陕西中医药通讯》（以下简称《通讯》）是依据 1986 年 6 月在北京召开的全国中医药图书情报工作协作委员会第五次（扩大）工作会议的精神创办的。发起单位有陕西省中医管理局、陕西省中医药研究院图书馆、陕西省中医药图书情报协作委员会，由研究院图书馆主办。《通讯》是在中国共产党十三大会议胜利召开的大好形势下，及在世界范围中医热的促进下应运而生的，它将对促进中医药科学信息交流、保障人民健康、加强两个文明建设有着重要意义。

　　据统计，目前国内中医单位编印的中医内部情报刊物已达 36 种，而我省尚属空白。当前，世界各项科学以惊人的速度突飞猛进的发展，中国医药学的发展同其他科学一样亦不例外。学科间互相交叉，联合纵横，竞相借鉴，相辅相成，这样一来，《通讯》工作就显得更为重要。中医这一名词，是中国各个民族医学的泛称，中国医药学的发展是随着不同历史时期的文化、经济、自然科学、哲学的渗透，不断总结实践经验而形成的独特理论体系。其医籍浩繁，内容丰富，涉及学科面极为广泛，它是自然科学与社会科学相结合的一门学科。此外，许多医疗实践经验和理论未见载于医籍者，而蕴藏于儒、释、道典和经、史、子、集、稗官野史中，尚有无文字而从语言世代口头传授的经验技术以及地下医学文物资料。我国是一个多民族、多文字、多方言、多贤哲、多宗教的国家，地大物博，幅员广阔，为四大文明古国之一。近百年来，由于鸦片战争，帝国主义列强对我国实行各种侵略，我国各项文化科学技术受到压抑，加之清政府腐败无能，闭关自守，不能引进国外工业革命出现之新技术为我所用，以促进我国科学技术迅速发展，因之日趋落后。中华人民共和国成立后，在中国共产党对文化科学技术的发展提出"古为今用，洋为中用"的正确方针指导下，我国工业技术和各项文化科学有了很大发展。尤其是十一届三中全会提出的对外开放，对内改革搞活的政策，从而中外文化科学交流又有了新的进展。目前，国内外处在各学科互相竞争、你追我赶的时代，我们应当急起直追，把我国建设成为一个科学技术昌盛的富强繁荣的社会主义国家，这是我们每个人责无旁贷的神圣职责。我省为中华民族古代先民最早集居活动的地域，是炎黄故乡，又是中国共产党的革命发祥地，几千年来，曾有 11 个朝代在此建都。当周、召二公分治，以河南省之陕原为界，我省位居陕州之西，故名陕西。秦朝统一后有大西秦国之称，汉后又有三秦之建立，隋唐以陕西为安西路，宋曰陕西路。疆域东经崤函而至陕原，西经甘、宁、青而至昆仑、葱岭、天山（清代始置陕西省治划建甘肃省、新疆省；1928 年，由甘肃省又划分出宁夏、青海两省；现在陕西不包括以上诸省），南越秦岭而地接江汉、巴蜀，为亚热带，农业盛产鱼米之乡，北越长城而达沙漠，陕北高原为畜牧、农业结合之地，九曲黄河襟带潼津而东流，四关险塞，八水交绕，其间突出太白、终南、太华诸峰，有七十二雄藩之屏障。泾渭中贯，盛产粮、棉，号称八百里秦川。气候温和，物产丰富，尤以盛产药材著名全国，有"秦地无闲草"之誉。以往每年三月华阴庙为药材交流大会，全国药商云集争相贸易。据近年初步调查，收集中草药有 2315 种，动物药 115 种，矿物药 50 种。其川原之大，资源之广，沃野千里，其田土堪称天府之国。而历代英雄贤哲更是辈出不穷，文物胜迹积聚之多不知其数，如古之伏羲氏，母娠于华胥之渚（在今蓝田），生于成纪（今天水），观象数而始制文字，作书契以易上古结绳之治，画八卦明阴阳之消息，其画之爻一虚一实，以象阴阳。阴即偶数，阳即奇数，曰两仪、四象、八卦，适成几何级数，再排列可成六十四卦，为象征事物之文字。每卦又有六爻，共三百八十四爻，此为排列组合之起源，为当代电子计算机二进制之开创者。制男女嫁娶之礼，以别群婚之渎而立夫妇之伦，建家族之始，杜男女杂交梅毒之源，为开创优生学之始祖。我中华民族之能繁衍至今，人口之众多甲于世界各国者，胥由于此。

炎帝神农氏，长于姜水（今宝鸡），始尝草木、水泉甘苦之味，艺五谷，兴农事，辨物性以疗疾而立医药之道，世传《神农本草经》三卷，载动、植、矿物药 365 种，为研究药物学之宝典。所云：硫黄能化金银铜铁奇物，硝石能化 72 种石，是为近代化学工业基础硫酸、硝酸之嚆矢。

岐伯（在今岐山县）为黄帝轩辕氏之师，作《内经》发明医理，其书阐三才之奥，会天人之通，探造化之源，抉性命之微，穷究脏腑气血之生理，精神魂魄之妙用，运气之变化，七情之感应，发明疫病之原因，以及望色切脉之法。针灸治疗之术，为我国最早之医经，其针灸术功效之神验，为现今世界科学家惊叹。黄帝葬于桥山（今黄陵县）。

周之始祖弃封于邵（在今武功县），后稷教民稼穑。为了中国农业进化蒸民粒食之始，因而我国有医农同源之关系。

关于医事管理制度之建立，疾、食、疡、兽诸医之分科，见载于《周礼》。秦之名医和、缓，发明医理，用六气致病解答多种致病原因。

秦越人扁鹊著《难经》，此书早为阿拉伯医圣阿维森纳所引用。其内容包括诊断、脏腑解剖、经络学说、针灸补泻之法，尤其对诊法发明改革独取寸口诊脉法。扁鹊墓在今临潼县。

盛唐时期，医学教育分科之建置，药物研究之发展可谓盛矣。编写的《新修本草》为我国由政府颁行的第一部药典，也是世界上最早的药典，具有较高的科学水平和科学价值。

私人作品有三原陈藏器编著的《本草拾遗》，有孟诜的《食疗本草》，为食疗之专著。当时长安又为通往中亚西亚丝绸之路，中外医学文化交流有很大发展。伟大医药科学家孙思邈，华原（在今耀县）人，著《备急千金要方》《千金翼方》各三十卷，于保健、采药、诊断、处方、针灸、治疗诸术，伤寒、杂病、妇、婴、疮疡各科，靡不详载，道全德备，蔚然为一代医宗，为医圣张仲景后之第一人也。寿至168岁，庙祀遍海内，为古今医家莫能及。

王焘，眉县人，撰《外台秘要》四十卷，分1104门，每门先论后方，载方千余首，集秦、汉、唐初医方之大成。其书特点是每段引文必一一提明出处，并注原文所载之卷数，世传引书注卷第。因此，它非但对整理校勘现存医书有着较大的帮助，而且保存了部分失传的医书，对辑复已失文献提供了十分有利的条件，对唐以后整理文献工作开创了科学范例。王焘整理研究医学文献的认真态度和严谨的工作方法，可说是前无古人的。此书直到现在不但有着指导临证治疗之价值，而且有很高的文献学价值，为国内医家所推崇。如朝鲜的《医方类聚》、日本的《医心方》，都是采用本书的体裁和以它为主要的参考文献。

明代临潼武之望专研妇科，著《济阴纲目》三卷，为整理研究妇科之专著。

清初三原陈尧道著《伤寒辨证》四卷问世。近现代长安黄竹斋先

第三章 医事

生，以发扬中国医学为己任，为中医学术教育事业南北奔波，不辞劳瘁，奋斗终生，他对天算、历法、医药、经史、中外哲学均有研究，其著述约计50余种，限于当时社会历史经济条件，风行国内外者，仅有《伤寒杂病论集注》十八卷，约70万言，《针灸经穴图考》八卷、《伤寒杂病论会通》十八卷、《难经会通》一卷、《周易会通》四卷、《道德经会通》一卷、《竹斋丛刊》二卷，内容包括各家学说，《医事丛刊》二卷、《秦越人扁鹊事迹考》《关中历代名医传》《医圣张仲景传》《孙思邈传》《经天星座歌》《中西星名会谱》一卷、《国历刍言》一卷、创制《北纬三十四度恒星平面仪》一副，为我国中医界博学有道之士，尤其对仲景学说"三阳三阴"之研究，务去陈言，自辟蹊径，发前人之所未发，为"伤寒"学派独树一帜。以上仅举我省对中国医药学发展影响较大者，此外，通儒、大隐、上真、奇技之士，见载于籍者不胜枚举。

中华人民共和国成立后，在党的中医政策指导下，中医的教学、医疗、科研事业机构已有相当规模，后起之秀苗壮成长，已有一批承先启后的中医药人才担负重任，竞相攻关。因而通讯工作必相应跟上配合，才能使我省的医药文化科技工作迅速发展，为振兴中医，努力开创我省中医工作的新局面，加速我国中医药事业的发展做出更大的贡献。

我们所做的《通讯》工作是要讲效益的，主要是社会效益，而无明显的经济效益。但《通讯》的发出为别人借鉴或采用，从而做出的科研成果，有益于人民事业，这就是无形的经济效益。我们办《通讯》之目的是为建设祖国服务，是全心全意为人民卫生事业服务，不是为一般人获取名利而服务。

《通迅》的指导思想，首先必须贯彻党的基本路线，坚持四项基本原则，端正学风，认真贯彻党的"双百"方针。报道消息必须实事求是，不虚美，不浮夸。要求撰稿字数篇幅一定要根据事实详略得当，切忌"略古详今"或"详古略今"之弊，以及学术门户、种族、宗派之偏见。必须是以团结、民主、自强的精神，公正平允的工作态度，把《通讯》办成科技界真正需要的刊物。其内容范围，切勿囿于我省和国内之见闻，必须是立足陕西，面向全国，立足中国，放眼世界，要为全人类做出更大贡献，这是我的殷切期望！

纵观我省医药文化发展的历史，宋至明、清以来，虽有薪传不断，由于辽金与宋对峙，连年战争，民不聊生，因而较东南地区落后。今天，我们应奋发图强，不应有安土重迁、守株待兔的思想，应有更高的追求，才不愧为炎黄子孙、延安儿女应有之态度。

米伯让

1987 年 12 月 10 日

九、《古今中外针灸奇案集》序

针灸治病之妙术为我国先民之首创，其奥理为今科学发达之知识不能测其所以然，国外学者莫不骛奇竭力探索！现已成为世界医家所研究之课题，将对人类文明做出巨大贡献。申倬彬同志与余从事医教工作于西安医学院二附院十余年，酷嗜祖国医学，精研针灸之术，颇有心得，理论结合实践，临证疗效卓著，深受患者称赞。今编辑《古今中外针灸奇案集》一书问世，求序于余，嘉其志而乐为之序，爰撰"发扬国光"四字，以志钦仰共同勉之！

关中愚叟米伯让题

1988 年

十、《老年保健之中医药及饮食》序

养老敬老是我国人民传统之美德。防治人民疾病、保护人民健康长寿是吾医之志也。医食同源，饮食为防治疾病之一部分。防病健身首先以日用饮食调理之，若饮食不当，则致疾病发生，饮食调理得当，亦医病保健之一法也。不可忽视！梁启石同志编撰《老年保健之中医药及饮食》一书问世，求余为序，嘉其志乐为之序，爰撰"寿世寿民"四字，以志钦仰共同勉之！

关中愚叟米伯让谨题

1988 年

十一、《药王孙思邈》序

吾陕华原药王山，为我国唐代伟大医药科学家、医德宗师孙思邈曾隐居于此而得名，为关中胜迹之一。窃思此山比之华岳、终南、太白，不过一丘陵耳，为何令人驰念不已？漆、沮二水经此合流，比之黄河、

第三章 医事

729

泾、渭，不过一小溪耳，为何能令人羡观叹美？庙宇几遭兵燹所毁，几经修复，其所存碑志金石乃一残文，为何令人生钦？孙氏骨骸早已化为灰烬，为何令人敬仰不止？千余年以前之人之事，能令千百年后之人秉笔，外详采访，内极摹写，低徊往复，惟恐有遗，又恐失真，所以为此者，乃为后世念之、羡之、钦之、仰之者，得以学习孙氏不为名利禄位所惑，愿为良医深入民间普救苍生之苦，其仁心仁术，医德高尚，勤奋治学，为人类所作伟大贡献之崇高思想境界及博大精深之学识，承先启后之功绩精神耳！编印《伟大医药学家孙思邈》图册之缘起，即为彰前所以劝后之意也。所谓"山不在高，有仙则名；水不在深，有龙则灵"，足见真人之医德高尚，犹仙犹龙，诚不诬也。壬戌岁，陕西省中医药研究院文献医史研究室主任赵石麟同志与药王山文管所诸同志不殚烦劳，四处奔波，搜集孙真人佚文胜迹，摄影制版，编为图册，并以文字说明事历，印行公世，其志可嘉！书成，余恭书先师黄竹斋先生于乙酉岁为孙真人太玄洞撰制楹联"道通天地术通圣，儒中隐逸医中真"代题于册，以志纪念！今石麟同志等又搜集佚文、佚迹，增补新内容，呈请省卫生厅由《卫生志》拨款出版公世，索序于余。余忝列医林，不学无术，曷敢为序。但义难容辞，因余昏眊不能为文，谨录关学大儒太白山人李雪木先生评赞真人之文，借志敬仰！并与同道共玩索焉。雪木先生曰："儒者得志为宰相，不得志为隐相，孙思邈即其人也。思邈隐太白山以医术济世，其所师友皆一时名士，其论疾病则以天、地、日、月、雷霆、云霞、草木、山川为喻，盖言王道也。由是知医之术，小寿一国，大寿天下，故程子曰：我亦有丹君知否？同时还作寿斯民。"可见医学为寿世寿民之学，吾人学医必先明学医之志，为何学医？学医为何？余今瞻仰图册胜迹，如想见其为人，低徊留连意难释去，足见真人之至德感之至深其盛矣乎！遂以"高山仰止，景行行止，虽不能至，然心向往之"歌之！并以"正其义不谋其利，明其道不计其功"赞之。余今年已七旬，老陋无成！蜉游于天地之间，无所贡献于人民，其心愧耻，若鞭于市。究之，由于未能勤奋治学之故耳。程子谓："不学便老而衰，是学则不衰矣。"朱子云："一息尚存，此志不容少懈，是懈则空存矣。"余以先儒之至理名言，愿与学者共勉之！按图册者为撰记事物图像之实之书，属史志之另一形式。若考其事物之美恶真迹，图影皆见于册，图其正者教人以善，见之者则善心生，图其邪者诲人以淫，见之者则邪恶起，图册之作用于正世教风化之美恶关系甚大，切勿轻视其小也。此册为图写我国唐代伟大医药科学家、医德宗师孙思邈与药王山之佚文胜迹，读者览之，必将对孙氏肃然起敬之心油然而生。启迪后学，振兴医德，于社会物质文明、精神文明建设必有促进，将达彰前劝后之效，实为吾陕卫生志内容增光生辉之一助也。

关中后学石斋米伯让谨识

1989 年

十二、《奇难病临证指南》序

《奇难病临证指南》一书，乃陕西中医学院院长杜雨茂教授积蓄多年临证治疗之验案也。书成，索余为序。余近年来老病交加，体衰目眵，思维迟钝，执笔困难，谢绝文字应酬久矣。且愧不学无术，滥竽医林，垂老无成，拙于文辞，曷敢为序！然杜教授不辞辛劳，携大著由咸阳远道访余于西安南郊之新居，叙及该书为教诲门下研究生之需求，将付诸铅椠。余感其诚，义难容辞，拜读其书，会其意。所谓奇难病者，为少见难治之病也；临证指南者，为指示临证治疗，不失其方向之指针也。窃思医道广博，不乏有识之士，往往临证，甲医不识此病，即谓之奇病，而乙医丙医或识之，则不以为奇，此乃少见与多识不同之故也。所谓难治之病者，往往甲医谓为难治，而乙医抑或谓难，乃延请丙医，而丙医不觉其难，迎刃而解，辄投药而愈。此乃所学医道造诣深浅高下不同之故也。凡所谓难治者，由于未能深探其疾病发病之原因、病变之部位、传化之机理，临证则茫然失从，束手无策，即言其难。凡医者，若能急患者之所急，痛患者之所痛，以发扬救死扶伤，实行革命人道主义精神对待患者，思求经旨，以《素问·至真要大论》"有者求之，无者求之，盛者责之，虚者责之"的思想要求，认真分析病机，以张仲景《伤寒杂病论》六经辨证论治为纲领，旁搜历代医家诊治经验论述，博采众方，间附己意，精诚诊治，虽未能尽愈诸病，庶可见病知源。若此对奇难病证之治疗，则思过半矣。而奇者难者，乃以医家各自不同之经验阅历言之，非谓固定永恒不变之词也。若以时间言之，今日目为奇者，岂不知医学随时代之推移衍化，病例由奇而偶，积少成多，则不足

第三章　医事

为奇矣。今日目之为难者，当知医学与其他科学之发展而日益俱进，人们掌握诊治方法日精，思路日宽，穷理愈深，往日之难病，则治疗攻关亦必不难治矣。以空间言之，宇宙之大，无奇不有。由于医生学识不齐，而奇难之见必然各异，有识之士或藏于山林，或隐于市。"不患己之不已知，患不知人也"，常言"山外青山楼外楼，强中自有强中手"。以中西医学言之，中医目为奇难者，而西医或不以之为奇难，而西医目为奇难者，中医或不以之为奇难，常有之矣。医家不能以己见之奇而为天下医家皆以为奇，以己之难而以为天下医家皆以为难。难易之道，在于知行，知行之理，在于医家致力之明诚与否。前贤有"知易行难"与"知难行易"之辨，又有"知行合一"与"知行循环，往复无穷"之见。吾人当知人生有涯，学海无涯，又贵在有知难而进之志，则与同道努力，共同前进，化奇难为常易，是余之厚望焉。

杜雨茂教授执教《伤寒论》教学与研究有年，精于仲景之学，临证所见之奇难病证，攻治疗效显著，其医术之精湛，学识之深邃，跃然于纸上矣，所著之书为有益于世之作，可资医林学者参阅之用，爰为之序。余拙于文辞，难免佛头添粪之讥诮，尚希高明指正，不胜感盼。

关中愚叟米伯让谨撰

1991 年 12 月 14 日

十三、《汤头歌诀方解》序

清初休宁医学大家汪昂（字讱庵）先生所著《医方集解》《本草备要》《汤头歌诀》3 书，传世至今已 300 余年，风行海内，被医家公认为启蒙必读、业医者临证检阅切用之案头常备书籍。三书理法方药概遵古人，上溯《神农本草经》《汤液经》《内经》《难经》《伤寒论》《金匮要略》，旁搜《肘后方》《甲乙经》《千金方》《外台秘要》及宋、金、元、明诸家之方书，和养生急救之法熔于一炉。其久经临证应用而不衰者，以内容丰富切用，论理精详且正，方药分门别类得当且简明扼要而称著于世。如《医方集解》四卷，按病因、机理、病证、治法需要，分 20 门，300 余方，集前贤训释，研读甚为方便。《本草备要》收载动、植、矿天然药物及人工合成品 400 余种，分为 8 部，对各药性味功效叙述精当，且附之以图，为医家案头常备书。《汤头歌诀》将300余首方剂编为韵语歌诀，便于诵读记忆。欲学医术者，首读此书，按病选方，服药奏效，可增强学医信念，由此而上，精研医学奥理，以后成为大医者，累世辈出。孔子曰："君子之道，譬如行远必自迩，譬如登高必自卑。"汪先生三书堪称普救苍生活人之书，学医入德之门，不可轻视。此书成于明清鼎革之际，兵劫未能全息，而凶年继之，民多疾，不死于病，便死于医药乱投而遭横夭。汪先生发悲天悯人之念，毅然弃制举业，不入仕途，而潜心致力医学研究，造福民众，堪称儒之仁者，医界楷模也。

余夙遭悯凶，深知医术能活人，亦能祸人。尝告诫吾子曰："学医不精，不如不学医也。吾人学医应抱济世活人之志，道衍仲景，德继思邈，勿以医术为攫求名利之阶梯，成为含灵之巨贼。吾之厚望也。"

今中医学院虽有多种讲义，皆属散文，而不易记诵，先贤所编之韵言歌括，仍不失其价值。如汪昂《汤头歌诀》、陈修园《医学三字经》及《时方妙用歌括》《长沙方歌括》《金匮方歌括》《四诊易知》《医学实在易》《医宗金鉴·四诊心法要诀》、李时珍《濒湖脉诀》、龚建贤《药性四百味》、周岐隐《温病歌括》、先师黄竹斋先生《医学源流歌》《伤寒六经提纲歌》等，皆为初学入门易于记诵之必读书。中华人民共和国成立前，余协先师竹斋先生创办"陕西中医专科学校"时，将《四诊心法要诀》定为《诊断学读本》，《药性四百味》定为《药物学读本》，《汤头歌诀》定为《方剂学读本》，前二书已付铅印。回顾自己不学无术，垂老无成，重读汪切庵先生书，既感且愧，惟有追骥先生之后，不断学习，努力提高而已！

今三秦出版社委托我院田树仁同志整理《汤头歌诀》，并加浅释，成《汤头歌诀方解》一书，印行公世，以供初学中医的同志参阅。树仁同志索序于余，余虽不敏，早年曾读汪氏此书，受益匪浅，而乐为之序，望与树仁同志共勉之。

关中愚叟米伯让谨识

1996 年

十四、《陕西省中医药研究院建院 40 周年文集》序

陕西省中医药研究院是在原陕西省中医研究所基础上改建成立的，至今已 40 年了。抚今思昔，可谓道路曲折，感慨万千。值此机会，我首先向对我院呕心沥血、无私奉献的医学科技工作者和管理人员致以衷心的感谢和崇高的敬意。

我院是在党中央 56 号文件关怀下诞生的，这是党对中医政策的进一步落实，使中医事业重新获得了重视和发展，为全国及我院的中医药研究奠定了良好的基础。现在，我院在科研、医疗、教学等方面都具备了一定的实力，亦取得许多获奖的科研成果。值得一提的是，老一代中医工作者过去曾经为我院中医事业付出了艰巨的劳动，取得了令人瞩目的成绩，为我省人民的健康和经济腾飞做出了巨大的贡献。

40 年过去了，我们把过去的工作总结一下，编写了《陕西省中医药研究院建院 40 周年文集》，奉献给各界同仁。《文集》共分 3 个部分：一是"主要成果选编"，二是"专著论文题录"，三是"专家名人志"。我认为这是反映我院 40 年的工作成绩，对继往开来、鼓励后学有着重要的现实意义。

余以为祖国医学博大精深，学贯天人，与政相通，与农同源，为济世活人之伟大宝库。吾人以有限之知识才能，研究玄冥幽微、变化难明之学问，即"生也有涯学无涯"之谓也，不过仅是初探而已。余积 50 年之经验，深知欲做一名医者易，要做一高明之名医者实为难矣！

余今七旬有七，垂老无成，不能光大中医之学，殊觉惭愧！蜉蝣于天地之间，无所贡献于人民，其心愧耻，若鞭之于市。究之，由于未能勤奋治学之故耳。程子谓："不学便老而衰，是学则不衰矣。"朱子云："一息尚存，此志不容少懈，是懈则空存矣。"余愿以先儒之至理名言，愿与同道共勉之。

《文集》印讫，嘱余为序。不学如我，又不能文，曷敢云序！鉴于 40 年之院庆，我又义难容辞，故不揣谫陋，勉为之序。诚望全院同志团结一致，应以首重医德，谦虚谨慎，戒骄戒躁，不懈努力，刻苦钻研，求实创新之精神，认真贯彻党的中医政策，竭力继承发扬祖国医

学，使我院中医药科学研究出现一个生动活泼的新局面，为陕西人民防病治病而尽职尽责，为党的中医政策争气，为中华民族争光，是余之厚望焉。

关中愚叟石斋米伯让谨识

1996 年 8 月 28 日

十五、唐代伟大医药科学家孙思邈医德纪念碑碑文

盖闻我国古有"至人无己、神人无功、圣人无名"之训，纵观古今中外，凡有志于济世活人之大业者，莫不以此崇高思想境界作为律己之准则。此虽寥寥数语，人多能言之而鲜能实践，唯我国唐代医药科学家孙思邈氏堪称当之无愧！

孙氏，陕西华原人。因"幼遭风冷之疾，屡造医门，汤药之资，罄尽家产"，阅"晋宋以来，虽复名医间出，治十不能愈五六""痛夭枉之幽厄，惜堕学之昏愚"，恨"末俗小人，多行诡诈，倚傍圣教而为欺绐。遂令朝野士庶，咸耻医术之名，多教子弟诵短文，构小策，以求出身之道。医治之术，阙而弗论"。乃立志献身医学事业。不为名求，不为利惑，不为禄位所诱，信守忠恕之道，誓愿普救苍生之苦。精勤不倦，立德，立言，立功，集汉、晋、隋、唐医学之大成，为后世树立高尚医德之新风。嘉惠医林，造福人群，功被万世，俨然尊为我国一代医德宗师，为医圣张仲景后之第一人也。其博大精深之学术思想，高尚医德，仁术教泽，早已播散海内外。孙氏著述散失颇多，见载于史册者20 余种。得以流传闻名于世之巨著《备急千金要方》三十卷，总篇232门，合方、论5300 首，《千金翼方》三十卷，总篇189 门，合方、论、法2900 余首，为汉后第一部临证实践经验与理论相结合之医学专著，又为综合分类、博大精深之医学百科全书。历代医家莫不受其启迪，对促进发展我国医学起到不可磨灭之贡献，至今仍为指导各科临证医疗、理论研究和发掘学习之宝库。其指出"人命至重，有贵千金，一方济之，德逾于此"。发出"大医精诚"之呼声。提出"世有愚者，读方三年，便谓天下无病可治，及治病三年，乃知天下无方可用。故学者必须博极医源，精勤不倦，不得道听途说，而言医道已了，深自误哉"之忠

告！皆为垂教立法之言，医家修养仁心仁术之标准。孙氏救死扶伤，不避艰险，不虑自己吉凶得失，护惜生命，不分昼夜、寒暑、风雨、饥渴、疲劳，一意赴救。对患者礼遇相待，不论贫富贵贱，长幼妍媸，怨亲善友，华夷智愚，一视同仁，皆如至亲之想。对麻风、疮疡、臭恶诸疾不嫌不畏，亲为诊治。见彼苦恼，若己有之。不矜己德，炫耀声名，訾毁诸医；不恃己长，专心经略财物之高尚医德深入人心。民感其德，自发尊称孙氏为药王。祠宇遍天下，而继承其绪者代不乏人，亦不乏术，其德概可知矣。迨宋崇宁元年敕封孙氏为妙应真人。妙应者，以其治病有妙手回春之效应；真人者，为行道有德于心，真正有益于人民之高尚称号。孙氏历经隋、唐，才德出众，名显朝野，然三朝不仕，辞禄不受，愿为良医，视富贵如浮云，弃名利若粪土，四处行医，随俗为变，用药因地制宜，以王室多故，隐迹关中之终南、太白，中原之嵩山、太行，川蜀之峨眉、青城，博采众方，广求养生防病之术，体察各地民情生活风俗之殊，水土气候高下之异，以及采制药物辨性疗疾之法，总结实践经验于群众之中，传之于世以济世活人，其学说不为一家之言所拘。编书例次，列妇、婴科为首，以妇女在人生活中贡献最大，母德为重，婴幼儿为人类新陈代谢之接续者，生生不已之本也。孙氏在当时能冲破封建社会重男轻女之思想束缚，是为历代医书编例之创举，实为倡导妇幼保健之先声。又吸收道、佛二家学说及国外医方，自成理论体系。曾自注《老子》《庄子》等书，又书写《华严经》750部。研究《周易》，并指出：学医者，不知易，不可以言医之明训。对启示医家拓展思路，探索宇宙生命起源之奥秘，阐发仲景"玄冥幽微，变化难极"自然观之说理，提出"妙解阴阳"有其深远意义。哲学名言有"吾闻善言天者，必质之于人；善言人者，亦本之于天"之天人合一整体观。临证处事谓"胆欲大而心欲小，智欲圆而行欲方"。为后世法。孙氏勤奋治学之精神，可谓非寻常人所能及。年逾百岁得见仲景《伤寒论》，不遗余力，又撰著《千金翼方》三十卷，以达羽翼交飞之意而辅成全书。孙氏之学堪称会天人之通，探造化之奥。其"为天地立心，为生民立命，为往圣继绝学，为万世开太平"之志，千余年来为中外医家所崇敬，学者莫不奉为德范师表！

为促进社会物质文明和精神文明建设，表彰先哲，鼓励后人，陕西省铜川市政协于 1985 年 11 月曾召开"孙思邈医德学术思想研讨会"，编印论文专辑，广为交流，对社会做出贡献。政协文史委同志不殚烦劳，又募捐集资为孙思邈建立医德碑于药王山，以表饮水思源，崇德报功，宣传颂扬孙氏高尚医德。孙氏诞生于陕西，为解除人类疾苦，丰富世界医学内容，承先启后做出巨大贡献。不仅是陕西人民之光荣，而是我中华民族之光荣也，深感自豪！建议应将孙氏自著之"大医精诚""大医习业"《备急千金要方序》《千金翼方序》、宋·高保衡、孙奇、林亿等人《新校备急千金要方序》《校正千金翼方表》《校定备急千金要方后序》、日本影宋本《备急千金要方序》、近代中医科学家长安黄竹斋先生撰述《医仙妙应孙真人传》、评赞孙思邈医德文"等文刻石，以补宋人刊刻《千金宝要》《海上方》以来药王山碑石之阙如。并刻孙氏肖像供于纪念馆，以供来者敬仰、瞻拜学习，受其启迪。得到铜川市政协、耀县党政领导及有关单位大力支持与各界人士鼎力相助，于 1988 年 10 月 20 日，又与陕西省中医药研究院联合发起召开"孙思邈医德纪念碑落成典礼暨医德思想研讨会"。当前提议学习孙思邈之高尚医德，建立医德纪念碑，表彰纪念孙氏是我们此一代人责无旁贷之事。并对教育医药卫生工作者树立优良医德医风，发扬我国传统医德"济世活人"及"发扬救死扶伤，实行革命人道主义"之精神，大有裨益。对贯彻执行中医政策，继承发扬祖国医学，均有着重大的现实意义和深远的历史意义。与会同志嘱余为序，自愧德薄才浅，又不能文，曷敢为之。但众议难却，故不度德量力，爰述缘起。窃思孙氏殁后已千余年，骨骸已化灰烬，至今仍在人民群众心目中不死而受敬仰怀念者何也？以孙氏为人民所作之贡献，与天地同流，与日月同光，其精神感召之故耳。碑石祠宇皆为有形之物，不敢云其不朽。余忝列医林数十年，深感欲做一名医易，欲做一医德高尚高明之名医难。读孙氏之文之书易，学习孙氏之人之行实为难矣！企望学者共同勉之。今与孙氏树碑立传，应首明其意义。树碑为何？为何树碑？知我罪我，其唯斯文。

后学陕西米锡礼敬撰并书题额
1989 年 5 月

十六、维修东周伟大医学科学家秦越人扁鹊墓与医德纪念碑

碑文

秦越人扁鹊，是我国东周时期著名医学科学家，对我国医学发展有重大贡献，史册多有记载。不幸以医技高明，被秦太医令李醯妒忌，醯自知技不如扁鹊，唯恐秦武王重用，使人刺杀于此。当地百姓感越人济世活人之德，怜其以技见殃，恐其湮没，遂埋葬封墓，植树纪念，世代相传，保护至今，永为人们所凭吊。

汉代史学家司马迁在其巨著《史记》中首为越人立传，痛恨世俗妒贤嫉能之辈，作此残恶不仁，有害于世之事，伤越人以技见殃而鸣其不平。详载事迹，垂诫后世，并谓："女无美恶，居宫见妒，士无贤不肖，入朝见疑，故扁鹊以技见殃。"余谓妒贤嫉能，世不乏人，令人憎恨！

扁鹊先世姓秦氏，名越人。扁鹊者，则为古时良医之称号。渤海郡鄚（今河北省任邱县）人，又家于卢国（今山东省长清县），故亦称卢医。约生于公元前五世纪，生卒年月不详。少时为人舍长，学医于舍客长桑君。长桑君为当时之名医，知越人为非常人也，以其所得之医术禁方尽授越人。越人以济世活人为志，勤奋苦学，遂精于医，改革了古代繁难复杂之"遍体诊脉法"，依据古代医学理论与自己实践经验，创立"寸口诊脉法"和脉学理论，以执简驭繁之法决断疾病生死吉凶，是其首创。经医家反复验证，奉为圭臬。太史公谓："至今天下言脉者，由扁鹊也。"可见越人对脉学之贡献，有划时代意义，其功伟矣！

越人之著述多散佚，流传至今闻名于世者有《难经》二卷。是书为阐发《灵》《素》之蕴奥，补经义之未发，设题八十一难，以问答之辞，辨析疑义，畅明经旨，其词简而义博，理深而旨远，诚为医家之经典。自吴·吕广迄今，中外注者五十余家，各具新意。近今译释之新作，不断问世，散失之古本别本亦有发现。由是观之，越人羽翼先圣，启迪后贤，嘉惠医林，造福人类，促进医学发展之功，实有不可磨灭者也。

越人行医遍历燕、赵、齐、鲁、楚、晋、豫、秦各地，精通妇、儿、内、外、针灸、汤药、导引、按摩、熨帖等多种治疗方法，名闻天下。"过邯郸，闻贵妇人，即为带下医；过洛阳，闻周人爱老人，即为

耳目痹医；入咸阳，闻秦人爱小儿，即为小儿医，随俗为变。"能依据当地群众需要从事医疗研究，故受到广大人民爱戴和尊敬。殁后，各地建有扁鹊墓为之纪念，其医德之高尚可知矣。

越人过虢，诊治虢国太子病尸厥而回生，天下尽以扁鹊为能生死人。扁鹊曰："越人非能生死人也，此自当生者，越人能使之起耳。"可见越人虚怀若谷，非矜己能之辈，以科学求实之精神对待己之技能，堪为后世医家之德范。

过齐，齐桓侯召见，望齐侯之色，谓病在腠理，不治将深。齐侯不然，骄恣讳疾，并谓左右曰："医之好利也，欲以不疾者为功。"越人遂去。后果验其言，齐侯体病，日深而死。越人之见微知著，非精诚医道临证经验丰富者莫能为之。

东汉医圣张仲景对越人高度赞扬，于《伤寒杂病论·序》中首云："余每览越人入虢之诊，望齐侯之色，未尝不慨然叹其才秀也！"又谓："夫欲视死别生，实为难矣！"仲景对越人之敬佩感叹，发人深思，实为警告医家对医术精益求精之呼声。

越人为我国最早之针灸学家，有"针灸祖师"之尊称。其学术思想不仅对我国医学科学发展有其深远影响，在世界各国医学界亦享有崇高盛誉，如阿拉伯医圣阿维森纳收载《难经》于其所著医典，日本阐述《难经》者亦有多家。可见越人之仁术教泽，高尚医德，早已播散海内外，实我中华民族之光荣也！

越人晚年归秦，不幸以技见殃，令人深感伤痛！先师黄竹斋先生以有《难经会通》《秦越人事迹考》《难经注家考》之作，余心向往之。考《陕西通志》《临潼县志》，扁鹊墓位于临潼县东北 30 里马额镇南陈村。1961 年春正月 2 日，余专诚赴临潼拜谒，见墓侧尚有古柏一棵，树貌苍老，约为元明时所植，墓顶后侧有冬青树一棵（访为该队兽医陈老先生所植）。其墓高约 5 尺，墓直占地约 1 分许，惜无碑碣。据史、志评述，越人入秦而遇害，此其真墓，其各地之扁鹊墓乃群众怀念而修之衣冠冢也。余当时拍摄场景三幅，向陕西省委领导同志汇报，倡议维修。不料十年"文革"动乱，坟墓被毁，荡然无存。

1981 年，余曾责成陕西省中医药研究院文献医史研究室同志两次去临潼扁鹊墓再做考察，其结论与余 1961 年调查同。1982 年，又呈请省委责令有关部门维修，蒙省委书记陈元方同志重视，即批示省文物局拨款与临潼县人民政府，该县领导指定文化局设计规划。1983年，扁鹊墓正式列为临潼县文物保护单位，并设立秦越人扁鹊墓文管所。省文物局拨款8万元，该县征地9亩，破土动工，修筑围墙，植树绿化，初具规模。今夏，临潼县文物局领导同志与余商谈，县领导重视，督促修建，求余撰文以序其事，使这位伟大医学科学家之精神再次展现在中外医学界人士及各国旅游者面前，永远得以观瞻拜谒。此对表彰先哲，鼓励后人，贯彻中医政策，保护文物古迹，振兴中华医学，促进社会物质文明和精神文明建设，有其巨大的现实教育意义和深远的历史意义。

纵观李醯、王叔和，同为太医令，李醯妒贤嫉能而遗臭万年；王叔和见贤思齐，弘扬越人、仲景、华佗及晋以前各家学说，著成《脉经》，造福人类而流芳后世。二者同为人也，同为医也，其善恶之行，何其大相径庭！此即天理之公与人欲之私、心术之差攸关。世谓秦法甚严，而太医李醯刺杀越人未闻治罪，则秦王朝之法令纲纪概可知矣。语云：治国不明乎刑赏，何以为国？为人若不明乎是非，何以为人？医学本无阶级性，而李醯、王叔和能同途异辙，可见此门学科应掌握在什么人手中，是一大问题。人们当警惕识别，严予褒贬。使人"择其善者而从之，其不善者而改之"，社会得以安宁，人民生命健康得以保障，医学科学得以顺利发展，是余之所厚望焉。今为越人封墓树碑，是我们此一代人责无旁贷之事，实为弘扬中华民族文化科学道德风尚之体现，故乐为之序。知我罪我，其唯斯文。

赞曰：道缵农黄，济世活人。德泽生民，万古长青。

陕西后学米锡礼敬撰并书题额

1990年10月

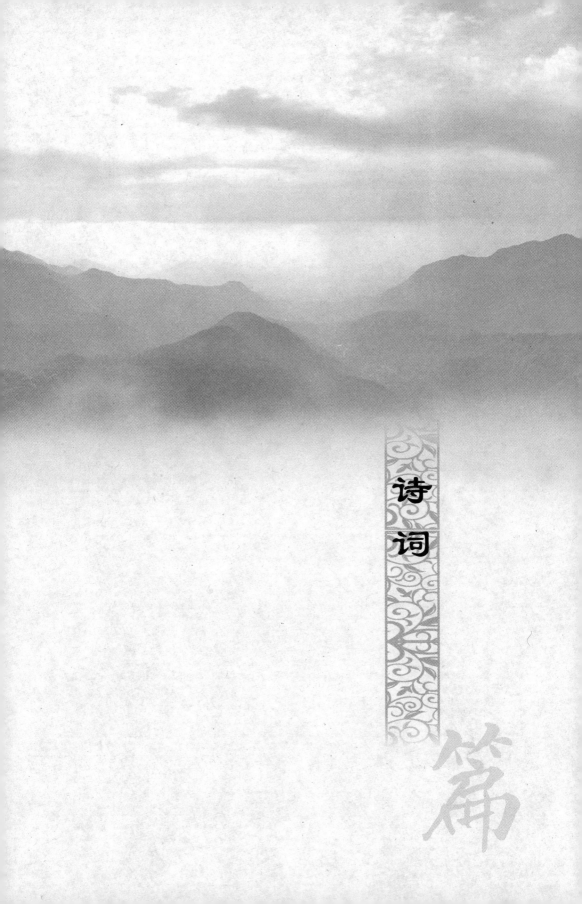

诗

词

篇

第四章　诗　词

1. 悼念陈毅元帅
（1987 年）

1959 年夏季，陈老总赴阿富汗访问，经陕求余为治久泻自汗病。
1961 年陪外宾从四川回京，经陕又求余为治大便燥结症。

正值课堂讲医训，忽然传讯送指示。
命我停课事急商，出门待候车已备。
广涛陪我告密语，飞驰奔向元首邸。
进坐客所阅病历，方知陈总患痼疾。
察色诊脉经治疗，应邀宴请表谢意。
在座鹏飞与承志，启明广涛共会聚。
陈总慨言上华山，启明劝阻体难支。
他说若是中国人，不上华山何能言。
转面又告随从医，祖国医学要学习。
久病西药无效应，今服中药得疗治。
中国医药确是宝，中西结合更有益。
嘱我多拟几剂药，带往国外再去吃。
飞觥言谈有深意，感人肺腑时未释。
越过两年又求医，要求疏通腑气实。
一见如故话旧事，赞我衣蔽尚不耻。
慨求老友来治病，非为外交讲服饰。
平易近人诚可敬，英雄气魄正气立。
不料身遭奸邪害，每一念及泪湿衣。
是真名士自风流，惟大英雄能本色。
英雄自有英雄气，英灵万古永屹立。
为了人类求解放，牺牲自己有何惜。

大公无私立天地，鞠躬尽瘁启后裔。

1987 年冬季，看电视荧屏上演陈老总遭贬故事，情难自禁，伤心落泪，回忆往事，遂赋此诗。

2. 赴江浙参观有感
（1961 年秋）

身为中国人，矢志作华医。

鹏飞志未逞，抑郁十五秋。

黑暗岁月长，国耻恨不休。

人师杜陵居，惟于青编求。

直待东风展，壮志始得酬。

祖国面貌新，江山今独秀。

北上临幽燕，南下越吴楚。

得识群英面，深愧自庸碌。

创造新医学，执鞭须更速。

春雷一声动，周游遍五洲。

人贵要自立，不必向他求。

百折若不回，方显真风流。

微躯虽多病，雄心毫未收。

此息若少存，前进不迟留。

主席咏雪词，深铭我心头。

干劲更须鼓，红旗插上游。

3. 国庆感兴诗
（1964 年）

雄文四卷气掀天，为人立极功无边。

三座大山齐推倒，六亿人民把身翻。

工农联盟骨肉亲，党群关系密无间。

民族解放山河换，路线正确例无先。

群龙有首人欢庆，三面红旗分外鲜。

阶级斗争是真理，兴无灭资原则坚。

举国欢腾搞生产，奋发图强敌胆寒。

各个战线英雄显，万众一心巩政权。

不怕牛鬼蛇神现，敢叫妖雾化清烟。

雄鸡一唱天下白，世界嘉宾向天安。

今看建设千重浪，载歌载舞且狂欢。

幸逢盛世佳节日，喜不自禁写诗笺。

回顾革命英雄血，自愧贡献极平凡。

为国牺牲多志士，能不努力登雪巅。

自我改造更勇敢，高举红旗争向前。

坚决听信党的话，愿将一生献红专。

4. 聂荣臻元帅聘余为国家科委中医中药组组员有感

(1964 年)

中医科学大发展，聂帅聘我为组员。

未料国情难如愿，一片赤诚化青烟。

中国人有中国志，不比洋人认识浅。

喜见后生多壮志，光大中医心慰然。

5. 赴周至防治流行性出血热有感

(1965 年于周至县终南镇公社卫生院)

其一

革命如登万仞山，道路崎岖焉不前？

高呼同志齐振奋，何愁不能到山巅？

其二

献身革命不怕难，赴汤蹈火只等闲。

雷锋王杰皆榜样，主席思想照心田。

人生自古谁无死，鸿毛泰山分别看。

舍己救人总牺牲，大公无私才得安。

其三

崇山峻岭总有路，只是游人不去寻。

若有愚公移山志，不拘一格皆是春。

第四章 诗词

其四

此地流行出血热，危害人民似虎烈。
主席思想指引我，终有妙方可回厥。

其五

夜半凝神忆前程，愧将毛著未读精。
不在口头能背诵，重在实践察言行。
回顾自身千疮孔，嘴尖皮厚腹中空。
忠诚二字未敢言，有负同志侧凡庸。

其六

兴无灭资旗帜鲜，看人容易看己难。
若非十目十手指，身陷泥坑梦犹酣。
明察秋毫能无犯，防微杜渐如临渊。
继续认真学毛选，管教思想换新天。

6. 漫游武汉三镇

（1973 年）

伯牙子期知音处，在今汉阳月湖矶。
高山流水芳千古，阳春白雪少人知。
古琴朴雅我虽爱，惜久不弹空悲丝。
遥望长沙吊屈子，古琴台上慨子期。
鹦鹉一篇才子泪，唯独不见黄鹤楼。
鹤去楼毁难复旧，白云千载空悠悠。
缅怀蕲春濒湖业，立言不朽期千秋。
痛念江陵被谪贬，忠言直谏遭奸垢。
黄兴孙文起义此，一声炮响震全球。
辛亥革命民响应，先师来习炮技手。
喜看今日三镇地，列强租界均已收。
民族独立百废兴，大桥建立已通途。
医学百科全书会，群贤毕至献才猷。
为人应树事业志，大江东去自风流。

7. 上崂山访道藏

（1980年）

吾闻有道藏，藏于东海崂。

问汝何以知，庄师说分晓。

庄师何人也？崂山一老道。

宗枢是其名，紫恒乃仙号。

年已逾古稀，气宇非俗貌。

深得老庄术，寡欲得其窍。

书法摹曹全，善奏古琴操。

他与赤松游，恬淡乐逍遥。

日寇侵胶东，避难秦川道。

彼此得相识，邂逅八仙庙。

我以师事之，授予古琴调。

抚琴费心思，方知音律妙。

时说阴符经，或论素书奥。

数年相过从，得识老庄教。

伴随终南游，同登华岳峰。

问及崂山事，详说太清宫。

门前有二树，香玉与耐冬。

聊斋志怪异，名士蒲松龄。

师居此宫观，幽美似仙境。

院内多奇木，松竹绕蹊径。

开门观海涛，时闻瀑布声。

上登明霞洞，可望日东升。

下有三清殿，殿内藏真经。

此经名道藏，万历赐予中。

书达千余卷，每部有函封。

内容极丰富，尽是诸子精。

欲求养生术，玄机此中穷。

汝欲爱好此，希来太清宫。

敌败师东归，不久羽化终。

此念我未了，转瞬卅余春。

幸今来海滨，借此将书寻。

沧桑几经变，见物不见人。

崂山得一游，呆思空依凭。

今日别岛屿，乘兴大海行。

1980 年 5 月 26 日上崂山，29 日草于青岛湛山旅社。

8. 赞泰山

（1980 年 5 月 15 日登泰山有感）

纵观历史五千春，世事代谢几更新。

唯有巨石巍然在，气势磅礴众山尊。

俯察东海云水怒，仰观北斗天日亲。

自古英雄皆崇敬，到此莫不开胸襟。

我今年已六十一，能同挚友来登临。

努力攀上岱岳顶，瞭望神州志气伸！

百年国耻今已雪，洋楼帝舍换主人。

同志仍须要振奋，加强民族自尊心。

9. 谒曲阜孔庙

（1980 年 5 月 20 日于青岛湛山旅社）

天下为公是圣训，世界大同教人群。

格致诚正为基础，修齐治平展经纶。

童年我曾读经传，立志要做真正人。

历史鼎革虽多变，天理人欲尚未泯。

用之则行舍则藏，吾行吾素永铭心。

三十年前欲谒圣，仰之不止未果行。

圣道今日复重光，借此专诚谒圣陵。

大成殿前默无语，内省深疚无地容。

颓风末俗无力挽，圣域贤关徒虚行。

慎独功夫要牢记，退思补过贯始终。

圣贤自有圣贤事，千秋功过有人评。
万世师表不虚夸，谁也不能与比伦。
衍圣豪华后裔事，丝毫不能损圣容。
尧有丹朱不肖子，勿以子忤毁父功。
历代帝王欲图治，利用圣训统民心。
天下为公是口号，假公济私丧其真。
激起推翻统治者，首先批孔企更新。
虽然多次遭抨击，是非功过终能分。

10. 长恨歌
（1980 年）

大气环流贯长空，水天一色望无穷。
惊涛骇浪何所惧，无非风云变态中。
水流千江归大海，不舍昼夜任西东。
今日目望是泽国，安知尔后非丘陵。
放开眼底识海量，人游地上如蚁行。
坠入沧海虽一粟，岂知冥鱼化鲲鹏。
天地之大人最贵，宇宙是人改造成。
人定胜天古有训，妄自菲薄是轻生。
我今赴沪过海上，思绪万千怅苍穹。
回顾列强称霸时，外侮内患恨难平。
甲午之战风云怒，可泣英雄邓世昌。
鸦片战争民族恨，忠义凛然林公魂。
法侵越南与台湾，英勇抗敌黑骑军。
愤恨清帝太腐朽，列强乘机更入侵。
条约苛求不休止，割地赔款无已时。
辛丑条约苛更甚，烧杀奸淫凶恶极。
沿海一带敌侵占，五口通商任出入。
大陆到处是租界，铁蹄蹂躏我华裔。
丧权辱国莫此甚，更有奇耻世间稀。
黄浦公园有遗恨，英犬吠日不量力。
不准华人与狗入，此恨绵绵永无期。

激起同胞起义愤，辛亥革命是先驱。
虽然推翻清统治，瓜分之祸并未息。
山河破碎仍依旧，民不聊生无所依。
若非中国共产党，祖国焉能得屹立？
昔见海洋航船上，尽是列强旗帜扬。
今日航船穿如梭，未见列强再猖狂。
要知创业非易事，同志莫将先烈忘。
前仆后继英雄血，无数豪杰死疆场。
青年不知国耻恨，陶醉欧风慕洋装。
淫声邪色易堕志，若不教育国体伤。
雪除国耻几何时，何以出现此荒唐？
西方科技应勉学，淫荡生活潜祸殃。
亡我之心敌未死，杀机内伏要提防！
未经国耻何能恨？愿与友人话衷肠。
我今蘸酒航舱上，思昔抚今神暗伤。
人类解放我解放，誓言永远不能忘。
努力为国再振奋，鞠躬尽瘁荐炎黄。
慎始慎终是我志，任凭后人评短长。
遨游江海莫虚度，史册再见海上方。

1980 年 6 月 3 日赴沪过海有感，是夜草于海上长更号船舱。

11. 赴昆明参加全国中医理论整理研究会途经重庆感怀

（1980 年 10 月 31 日于重庆）

前日览滇池，今朝来山城。
不由今昔感，心事更重重。
镇苗易睦南，柔远又怀仁。
恩义不分晓，背信何能忍？
目睹山城景，怀念我先民。
敌刑迫害下，不屈见丹心。
壮志昭千古，无愧中国人。
饮泣悼先烈，肃敬奠忠魂！

12. 哭先师黄竹斋先生

1980年12月13日去北京，与诸同志赴八宝山拜谒先师黄竹斋先生陵墓有感。

遥望八宝山，哀思涌上心。

奋步奔墓前，悲伤更难忍。

一声老泪下，神情如师临。

两相挥泪哭，咽喳难倾心。

情义抑不住，愈哭情愈深。

含悲吞声泪，肃敬奠尊魂。

忆我从师日，转瞬四十春。

当年忿世时，同隐杜陵村。

矢志作华胄，忧国又忧民。

每当谈国运，不由心痛沉。

苛政无力除，寄意在山林。

求友唯青编，道义为之根。

所学尊洙泗，濂洛与关闽。

乐素与止园，共研天地心。

朝夕相过从，恬淡乐天真。

名利若粪土，富贵如浮云。

虽居土窑洞，事业为功勋。

闻鸡即起舞，夜静操琴音。

南山当户牖，滴水映园林。

琅琅读书声，乐趣味更深。

共赏樊川月，同餐韦杜风。

渴饮林泉水，饥用蔬食充。

绿竹与翠柏，黄杨映院庭。

迎春垂崖茂，麦冬径旁生。

花木品类盛，纷相争艳荣。

遇寒俱萎谢，唯此独耐冬。

自有岁寒心，与我有感情。
汲井勤培植，要有好园丁。
勿谓是草木，性情与人同。
人若无气节，不如竹与松。
师性素豪爽，刚劲不屈人。
终南诸秀峰，与师共登临。
傲游登太白，涉险山洪深。
风雨从无阻，寒暑不怕侵。
健步行百里，暮宿道旁荫。
箪食瓢浆饮，酣睡无梦频。
屈肱而枕之，乐在此中寻。
高山与流水，唯师知我心。
登山知天高，临壑知地厚。
宇宙之广阔，事物无穷尽。
欲识万物象，名山大川寻。
忽到奇绝处，不见世上人。
悬崖与空谷，向谁去问津？
只有自摸索，方见山外村。
目睹世俗辈，言多无忠信。
野老与耕夫，反而多诚真。
二曲①致学志，教育我更深。
处境虽窘迫，未向权贵亲。
史圣司马迁，忍刑求理真。
为人能正直，生死安足论？
仁师张果斋，关学后一人。
义友赵惕庵，皆为我师尊。
往来德不孤，竹师又为邻。
淡泊宁静语，矢志更坚贞。
诸师常教诲，治学先做人。
言行要一致，明诚必两进。

立志圣贤事，去伪要存真。
善行慎始终，履冰如临渊。
实践要躬行，浩气须常存。
研治活人书，先存济世心。
良医同良相，医医又医人。
道衍南阳训，使我永铭心。
倏忽四十载，事业仍俗尘。
任重而道远，遗志颇难伸。
师性素高尚，立言期千秋。
著述已等身，革前尚不休。
忝列门墙下，内省常自疚。
不能光其学，悠悠我心忧。
年已逾花甲，所学方知羞。
重印仲圣稿，仅将师志酬。
丛刊与圣传，医学歌源流。
书已传海外，国内遍处邮。
识者知珍贵，不枉浙东求。
初为救佚文，捐资忙奔走。
辛勤为事业，不怕敌弹投。
经营虽惨淡，终将书刻就。
已传海内外，不负左罗②授。
千载此秘籍，功在师得救。
欲为正义事，困难处处有。
搁置三十载，书貌得重修。
幸得党重视，同志热情高。
亲自动手印，不日书成套。
东亚医学会，适来作友好。
此书为馈礼，海外已传晓。
来函赞珍贵，宣传遍东岛。
认此首传人，见载日时报。

第四章 诗词

753

日本诸学者，争先共研讨。
武藤医博士，发誓研此稿。
异邦能珍视，吾人何视渺？
世界风云变，又成马后跑。
桂林原稿本，亦幸未失掉。
现已付铅椠，此为绝不了。
拟印师大作，尚须努力搞。
今来专诚告，想师亦含笑。
明春诣南阳，再谒医圣庙。
书版存祠内，师愿从此了。
敬请永安息，业成再来告。
挥泪别陵墓，哀思迟不消。
车驰千里外，心事未息潮。
哲人俱早逝，典范遗风高。
中华古医学，世界将风行。
预言已实现，可见识远超。
吾师非俗辈，今人哪知晓？
误认为郎中，不识泰山高。
请看碑阴志，结论知情操。
事业传世远，史册名早标。
学问称渊博，三才俱通晓。
胸怀匡时志，惜未展其韬。
哭别二十载，形影自相吊。
夜寐入梦频，犹闻师训导。
落月绕屋梁，凝神思通宵。
同患国耻恨，继志岂屈挠？
悲痛化为力，放眼观世道。
展望全人类，为国再报效。

门人米锡礼伯让悼念

注：①二曲：李二曲。
②左罗：左盛德、罗哲初。

13. 1980 年春节除夕有感

（1980 年春）

八十年代第一春，四化战鼓震乾坤。

任凭世界风云变，自力更生气象新。

恶习流毒虽波起，尘埃是非必能清。

同心同德向前看，为国为民要精忠。

危急关头献智能，方显男儿是豪雄。

我辈当念前辈苦，无数英雄血泪倾。

自己得失何所计，愿做长征铺路翁。

路遥方知马力壮，疾风才能见草劲。

时穷方显志士节，事经考验知人心。

自愧为国无建树，再接再厉庆新春。

14. 再谒南阳医圣祠

（1981 年 12 月 12 日）

仲景学说万世宗，只因活人功无穷。

垂教立法著方论，实践理论效用真。

医救生民无数命，仁术教泽传东瀛。

继往开来称医圣，并非帝王下诏封。

民感其德出自发，谁敢恃权轻医宗？

中华医学成体系，仲圣科学总结成。

伤寒杂病立规范，远见卓识教后人。

玄冥幽微早有训，变化难极要究深。

历代医家钻研它，发展流派欣向荣。

一本万殊百花放，殊途同归天地心。

当初我承黄师训，方知论集理高深。

仲圣无传师为撰，致力研究举黄君。

学通中西识见博，科学方法整方论。

自辟蹊径成一家，羽翼仲景立功勋。

发扬国医为己任，奋笔疾呼民族尊。
生平抱负宏图远，兴学培养高材生。
募捐重修医圣祠，时艰厄运志未成。
发愿搜罗圣佚文，欲辑全书贡医林。
幸得仲圣十二稿，捐资刻版祠内存。
尚有会通亲撰印，不辞劳苦四方奔。
治病针药并施用，内外妇儿均能诊。
天算地舆哲理通，无愧仲景后继人。
诊治疗效播欧亚，八宝山上看碑阴。
黄师出身本铁匠，十八岁时始识文。
发愤治学志于医，终于升堂导医林。
启发我辈意义深，堪称楷模气常存。
忝列门墙余有愧，道衍南阳训铭心。
放眼世界展望看，全球尽是桃李春。
墨守成规非圣意，更望医理求精深。
草菅人命谆谆诲，医德医术不能分。
我逾花甲气未衰，继志为国争寸阴。
提高更须现代化，同心努力振中华。
物竞天择进化论，适者生存其理真。
更望吾人再接励，精益求精方能存。
仲景学说千载余，未得淘汰是何因？
欲求改革先继志，温故方能有创新。
藉医欲作名利客，反成自欺欺世人。
积兹愚诚再谒圣，济世活人志重申。
中华医学如天地，天地不灭永长春。
群贤毕至皆我师，诚望指正我痴心。

　　1981 年 12 月 12 日于南阳地区成立张仲景学说研究会上宣读，1981
年《张仲景研究》期刊刊载。

15. 再诣南阳拜谒医圣张仲景祠墓有感

(1981 年 12 月 19 日)

含泪依依别南阳，忆及当年独自往。

严寒风雪路多障，未能阻我诚满腔。

何时能偿吾师愿？重任在身时未忘。

历经曲折十二稿，终于亲自送南阳。

补刻完整存祠内，仲圣佚文再重光。

此书重印播海外，共赞珍贵五洲扬。

多年夙愿今已偿，党政群贤共表彰。

我今此举乃已任，道衍南阳源远长。

来年若能再谒圣，中外医学聚一堂。

百家争鸣百花放，仲景学术更馨香。

余虽体弱气未衰，不断努力添篇章。

更望吾人再接励，继志寿民万世昌。

1981 年 12 月 19 日返陕途中有感，1982 年第 1 期《张仲景研究》
期刊刊载。

16. 登中岳嵩山

(1981 年 12 月 20 日)

寒风怒吼声不停，振奋精神登嵩岳。

高瞻洛都伊川水，怀念先哲倍思亲。

当年我学二程训，正谊书院志躬行。

果斋先生曾诲我，横渠关学唯物论。

曾读小学近思录，程门立雪教育深。

无论任何科学事，必须立志献终身。

修养并非平常论，站稳脚跟要扎深。

只能口言不实践，蒙蒙昧昧若游魂。

我今忆及当年事，可恨未能惜寸阴。

人心惟危道心微，至今所见确是真。

思古伊洛分贤哲，反看汴京又伤心。

徽钦被俘民遭辱，不如崇祯死社稷。
秦张二奸万年臭，精忠报国岳家军。
唯恨康王苟安逸，为了窃权害忠臣。
靖康之乱从何起？并非辽金要入侵。
更望后来当权者，借鉴历史受教训。
前车车覆后车鉴，成败得失要究因。
荆公变法因治急，祸起萧墙失民心。
天祥秀夫孤忠死，大义凛然正气存。
欲把杭州作汴州，西湖歌舞千古恨。
呼吁大会在此举，要比杭州意义深。
来者皆能受教育，返回岗位志必伸。
此行未登黄盖峰，只因体弱力不从。
去年曾登泰山顶，今岁尚能朝中嵩。
五岳我已游三岳，唯有衡恒尚未登。
只要生命允许我，定登南北二岳峰。
嵩阳书院我观瞻，满目凄凉实痛心。
碣石古柏尚犹在，不见伊洛读书声。
古柏树前曾留影，思昔抚今更伤情。
颓风末俗无力挽，圣域贤关徒虚行。
徐浩唐隶书虽美，何不在此留拍影？
因恨奸贼李林甫，文撰服石颂玄宗。
转身游览少林寺，所见寺僧年暮沉。
是否有继禅宗者？未听寺僧举一人。
人能弘道是真理，非道弘人其理真。
达摩面壁九载余，精诚突破石影身。
此僧虽愚是唯心，精神可嘉吾当宗。
倘若人有达摩志，何愁事业作不成！
曾经沧海难为水，归来五岳不看山。
人若有此鲲鹏志，艰苦锻炼事业心。
名山大川开眼界，走江下湖阅历深。
人若无有此思想，空坐书斋是书呆。

试问知识从何降？一切皆从实践来。

人若没有实践学，空谈理论是虚才。

诚望吾人致学者，实践理论要相结。

倘若具有实践学，钻研理论更深切。

自古中原多名将，时势造出众英杰。

南阳二张一诸葛，有功天下开来事。

天算医学与军事，青史留名各称家。

教育吾人继志学，前仆后继振中华。

17. 为北京中医研究院医史文献所题词

（1981 年端阳月）

继承整理中国医，著史当执司迁笔。

仗义执言持真理，科学求实毋自欺。

北京中医研究院医史文献研究所成立，来函征余书字以致纪念。余
不敏，曷敢在大雅之堂舞弄文墨，喜诸同志惨淡经营，其所落成，当为
庆幸，勉撰拙句以赠之，且以自勉焉。

陕西医生米伯让敬书

18. 1981 年常宁宫有感

（1981 年 8 月 5 日于长安常宁宫疗养院）

1981 年 8 月 1 日早 9 时 30 分，三子烈汉妻孙秀珍生一女，吾喜爱
之，取名梦农。因民以食为天，食以农为本，无农则百事废。当前，农
业战线大好形势，因夜梦农村生产景象欣欣向荣。当知国富则民强，民
裕则国富，乃社会主义建设之根本条件。各条战线应积极支援农业生产
建设。二外孙女名为爱农，此女又以梦农名之。欣然赋诗一首，以诫
子孙。

世人爱生男，惟我喜生女。

女子有才德，皆与男子匹。

男子无才德，反而不如女。

螺祖养蚕桑，教民始制衣。

伟哉孟轲母，三迁曾教子，

母若无才德，何知三迁理？
介推不言禄，高义母成之。
偕隐死绵山，千古怀寒食。
汉有曹大家，协兄续汉史。
缇萦方十五，上书救父事。
梁鸿妻孟光，举案能齐眉。
武若花木兰，替父服兵役。
才如苏若兰，回文织锦字。
画荻曾教子，文豪欧阳出。
岳母刺字事，精忠报国史。
元有黄道婆，纺织称祖师。
贤哉二曲母，不为贫折服。
近世女英杰，人才辈更出。
烈士刘胡兰，临敌志不屈。
以上才德女，皆为我之师。
烈女传记多，举而不胜举。
今之妇女辈，生女何不喜？
生男喜颜开，生女反叹息。
究问何所思？问心应自知。
重男轻女心，此风何不移。
希望妇女辈，切勿囿于此。
男女都一样，重在要教育。
教育若成人，都有建国志。
生而若不教，皆为世唾弃。
随笔信手述，以表我之志。
更望我家人，永铭此诗句。
梦农是我取，学农我更喜。
前者师后稷，后者超仪祉。
欺世盗名事，切记勿学之。
丈夫非独男，不少丈夫女。
为国有建树，不愧立于世！

19. 1982 年岁次壬戌于常宁宫疗养院欢度春节有感

（1982 年 1 月 2 日）

今岁疗养终南下，元旦即起多朝霞。

遥望山色美如画，忽闻人声庆年华。

山村处处欢春兴，爆竹声声除旧腊。

常宁宫中皆寂静，惟闻林鸟偶喧哗。

潏水清流映左右，岁寒三友茂林佳。

天朗气清和风畅，使人精神更焕发。

虽非昔日兰亭盛，病友座谈如一家。

一年更比一年好，国泰民安实堪夸。

明窗净几良辰景，开砚挥笔写书札。

祝愿人寿多年丰，各显身手建四化。

20. 赴新疆参加中医学会年会暨成立中西医结合学会有感

（1982 年 11 月 16 日）

其一

隆冬严寒奔天山，只因边疆杏林暖。

更喜民族大团结，瑞雪漫飞庆丰年。

祖国医药百花放，继承整理是为先。

振兴中华皆有责，同心同德齐向前。

其二

为寻回文伤寒论，专程吐番去访求。

盛唐此为丝绸路，中外文化皆交流。

历史变迁遭毁灭，高昌交河成古丘。

访书不得诚憾事，只见苏公砖塔留。

前程逼近火焰山，寸草不生尽红土。

地低海拔百四米，气候燥热冠全国。

经年无雨掩飞土，民族方言不通投。

无怪玄奘行途阻，愚诚克服到天竺。

曾写三十六国记，西域国情赖此留。

尚有元代某公墓，初传伊斯兰教徒。
二者信仰虽各异，艰苦精神堪称优。
吾人致学能如此，四化建设绝不愁。
莫谓二者皆愚诚，文化史上树千秋。

其三

参观吐番木乃伊，尸体至今仍如旧。
东汉南阳张雄尸，体格雄伟威未收。
不愧当年征战勇，魂魄虽散勇势留。
壁画尸体均完整，地气干燥是其由。

其四

暮归宾馆进晚餐，同志共饮葡萄酒。
正食热肉进冷瓜，方土气异不相投。
牛羊乳酪面囊饼，色美味香适吾口。
踏遍青山能适应，各族人民皆亲友。

其五

傍晚散步帐寥廓，塞外明月照高楼。
天山积雪如银画，辽野无际尽沙洲。
沧桑之变难逆料，远古繁荣非荒丘。
回顾祖先真伟大，游牧生活遍地游。
步行驼运供物资，备尝艰苦得交流。
开拓疆土养蚕桑，经农变为瓜果洲。
今日乌鲁木齐市，全国人民云集稠。
要知全疆繁荣地，尽是祖先走出路。
若无祖先闯迷途，哪有后人追踪求。
喜望十年建设后，全疆面貌胜今畴。
各族人民大团结，同心同德献才猷。
能将戈壁变良田，人必竞争居绿洲。
人定胜天古有训，后者岂能不如旧。
自恨衰老力难从，世事变化寄后俦。
天运循环无不往，沧桑相承复一周。
我年若能延古稀，再赴新疆旧地游。

其六

意欲南疆去观光，事与愿违不能抗。

天山积雪路多障，飞机运输日夜忙。

阴雨连日雾不收，障碍起飞难滑翔。

我不待时工作急，只有待后再观光。

拜访兄弟各医院，各有特色各有长。

专诚访问民族医，别具一格另一香。

热情豪放成习俗，宴客争胜必飞觞。

主人但愿客醉饱，方为盛情表衷肠。

其七

怀念张骞通西域，为使统一各华族。

昔日困难非今比，不辞劳苦去通途。

人类解放我解放，不为建设是何由？

组织能交我任务，愿将心血献宏图。

其八

四夷本是我华族，由于文化少交流。

关山阻隔风俗异，方言不通无足奇。

内地方言尚有异，何知塞外无习俗？

由于婚姻结缔少，宗教戒律受缚制。

婚姻若能得解放，血缘结缔更亲密。

一旦觉悟知前进，绝不保守旧陋习。

更须文化大普及，帮助认识当务急。

况今解放党领导，各族平等毋相欺。

21. 赴长春参加全国中医理论整理研究会有感

（1982 年 9 月 21 日）

中华医学始羲黄，历史悠久五千春。

与疾斗争创经验，前仆后继延至今。

民族生存得繁衍，全赖中医建功勋。

人身实验非小可，无数生命贡献珍。

医疗经验极丰富，会通天人理高深。

此为我国宝贵产，有人不懂认虚玄。

请问虚玄是何物？亲自实践才知真。

有朝一日恍然悟，方知自己是庸人。

初生牛犊不怕虎，信口雌黄惑众闻。

今日竟有反抗者，数典忘祖媚洋人。

忘却自己生何国，混淆主次欺愚民。

中西结合是自然，无须号召笼络人。

可怜坐井观天日，只见树木不见林。

望我国人要警惕，同室操戈受骗深。

民族气节切勿忘，建设四化要齐心。

西方技术非不学，主要借鉴开吾心。

此会首届在春城，今在塞外春城开。

来者东西南北中，贤哲均有老中青。

更望吾人再接励，勿受列强再入侵。

医术必须精益精，吾国特色世界新。

中华医学如天地，天地不灭永长春。

拥护我党十二大，实际行动再迎新。

吾辈虽老红心在，焉知来者不如今。

与会特来接任务，奋发有为献晚春。

鞠躬尽瘁死而已，誓作中医后继人。

但愿此会经常开，再接再厉促后人。

青出于蓝胜于蓝，此为我国至明言。

更望中青同道者，前仆后继勇往前。

22. 纪念我国唐代医学科学家孙思邈先师有感

（1982 年孟秋）

华原为名胜，思邈继医宗。

人命唯至重，价贵于千金。

一方能济之，德莫逾于此。

济世活人心，此为孙氏志。

大医习业论，大医要精诚。

人若能实践，不愧立医林。
隋唐称高隐，名利视浮云。
徒步山村走，愿为民疗疢。
学识称渊博，著述备各科。
道全德备者，仲圣后一人。
妇儿列卷端，编次思想优。
医疗随俗变，堪称大国手。
书收印度医，文化得交流。
年已逾百岁，勤奋未停留。
完成千金翼，此志芳千秋。
王室多变故，真人隐于医。
景仰真人德，随师访隐迹。
访隐于终南，进入沣峪口。
寻至净业寺，道宣昔为友。
逾岭青华山，真人隐栖旧。
风景佳冠山，遗址湮没久。
曾访太白巅，药王池地幽。
栖处面南天，朝阳辐射周。
松林参天茂，枕石又漱流。
池水清若镜，百药遍地有。
得谒真人祠，肃然晒云岫。
崇敬高尚德，情依难辞走。
上下行十天，阴雨雾未收。
山高三百七，四季生物有。
气候多变化，暑月衣棉厚。
严寒侵体冷，鼻齆涕泗流。
行程二十里，始见人烟有。
每至一山宇，围火烘衣袖。
蔬食充饥腹，舐净碗残粥。
谁知山上谷，担负辛苦由？
沿途再辛苦，乐道不知忧。

两足虽乏力，一志奋重九。
努力攀山巅，终谒隐者旧。
登上拔仙台，看鸟凌云游。
此行体会深，知学如逆舟。
不知天之高，焉能知地厚。
高瞰秦川树，遥望渭水流。
欲穷千里目，更上一层楼。
采药同师归，论道乐悠悠。
必读万卷书，定走万里路。
孙氏不苦学，焉有此成就？
我辈比真人，反躬自觉羞。
峨眉隐栖处，未能追踪求。
黄师虽辞世，后继志未休。
四谒太玄洞，崇拜真人风。
仁术遍海内，蔚然一代宗。
千金宝要方，为宋郭思搜。
纂自于千金，博采众方收。
其中不经说，存疑待考究。
精华与糟粕，须注辨来由。
怪诞勿轻信，实践要慎求。
切忌一刀切，是非经实验。
黄师考诸史，著述真人传。
广收诸家论，考据颇精深。
医学源流歌，自古辑到今。
自拟自书印，无私付辛勤。
赠我存一册，此书堪称珍。
转赠药王山，供诸研究论。
我所文献室，整理重新印。
赠阅诸同道，交流尽微忱。
真人享年岁，有人争议纷。
劝君学思邈，要学真精神。

祠宇遍天下，人民感德深。
药王非王封，出自万民心。
著述播中外，医德永远馨。
继往开来学，功被万世尊。
吾辈能继志，大地皆是春。
希望争议者，德术超真人。
彼此共勉学，促进日日新。
继承祖国医，发扬有责任。
同心建四化，更应齐振奋。
只要一息存，贡献晚年春。
诚望诸贤哲，指正我痴心。

23. 忆塞外长城

（1982 年暑月子夜）

童年生河西，经常见长城。
土石筑长墙，蜿蜒如一龙。
攀山跃沟壑，起伏气势雄。
五里五小墩，十里一大墩。
京中有变故，狼烟作讯息。
诸侯望烟起，即率勤王师。
周幽宠褒姒，烽火戏诸侯。
失信勤王兵，幽王遭杀戮。
嬴政苛于虎，暴虐民遭殃。
征夫拉差役，人民无数殇。
为了防胡人，筑接各堵墙。
胡人亦华族，隔阂何惊慌。
东起山海关，嘉峪西敦煌。
始皇此苛政，遗下万年脏。
人谈长城事，必议女孟姜。
虽然是传说，代表死者伤。
邻国争疆域，反诬是他乡。

忆初过峡口，触目甚凄凉。
砾石铺大路，丛草遍地荒。
只见羊鹿跑，狡兔与蜥蜴。
日行百余里，遥望无村庄。
沙土暮天日，知为古战场。
马乏定羌庙，车停牛王宫。
边墙已断圮，车马任意行。
沙土随风舞，卷起燕石飞。
沿途见古城，城空无人烟。
昔必遭灾难，人民逃跑完。
到达夜宿处，塞外人可怜。
老者问何时，幼者无衣穿。
饥食有米面，认为天赐恩。
何时见桌椅，如此辈辈传。
相隔四十载，世事几度变。
七一往辽宁，目睹北大荒。
飓风飞沙石，人面包纱巾。
辽金人无几，城市换新装。
文化工业盛，生活繁荣昌。
清陵与故宫，尚存八旗亭。
昔若无野心，何有此下场。
七四赴新疆，历经戈壁滩。
两关我均出，情景大改变。
未闻羌笛怨，各族人唱欢。
玉门油矿兴，春风皆度关。
铁路历戈壁，乘客话景喧。
我俩开窗望，美景尽四方。
到达迪化市，并非西夷乡。
民族得解放，感恩共产党。
工作各行有，载歌载舞唱。
使人心高兴，夷族换华装。
我俩上天池，遥登格达山。

乘坐吉普车，不胜今昔感。
步游水磨洞，珍珠泉天然。
路见云母石，云根发此山。
林泉留人意，云母照心田。
凭吊林公魂，专往西公园。
丹凤朝阳楼，楼如其人然。
丹心照千古，大义万世传。
转吊烈士墓，燕窝有陵园。
怀念诸先烈，为民牺牲先。
饮泣吊忠魂，义气照肝胆。
我辈定继志，望您安九泉。
八零去北京，又上居庸关。
攀至关山顶，洋人举指赞。
中国此老人，上此不简单。
祖国山河好，可爱甚留恋
若能凌空去，定瞰昆仑山。
到处是吾家，漫游随遇安。
缅怀詹天佑，不愧中国人。
发明车挂钩，能说洋创新。
关山打隧洞，青龙桥雄真。
京包铁路通，中国志气伸。
吾人应继志，勿靠外国人。
中国人不笨，切戒自卑心。
自从解放后，今昔无比伦。
交通已成网，修建皆华人。
人贵要自立，不必向他寻。
世上无难事，但怕用心人。
今后建四化，首先树雄心。
后来皆年少，安能不如今？
重在要教育，吾人有责任。
加强爱国志，树立民族尊。

24. 赴南宁参加老中医经验成果鉴定会有感

(1983年3月5日)

其一　广东行

因公往粤西，飞航线不通。

惟独抵粤东，始能转南宁。

春雨如膏泽，万物生意盛。

连日雾不收，沿途阻飞行。

粤东宿一晚，清晨听校情。

素慕三元里，邓老①陪同行。

昔日平英团，组织于此中。

观瞻古庙貌，隐发思古情。

庙貌虽然小，正气盖世雄。

揭竿逐英帝，民族正义伸。

惟恨清政府，无能挽国运。

鸦片战争起，敌侵日益深。

忠贞遭谪贬，林公放伊宁。

王鼎以尸谏，内奸为掩真。

对外节节让，对内压迫重。

割地又赔款，条约苛更凶。

外侮与内患，民苦不聊生。

激起民族恨，义愤如云涌。

黄兴与孙文，举旗率革命。

倡导天下公，世界要大同。

为国主正义，奋战不顾生。

身遭牺牲者，浩气永常存。

七十二烈士，身先士卒人。

安葬黄花岗，万古咏忠魂。

推翻清统治，历史意义深。

震撼全世界，铁史永不泯。

若无先行者，后人何能存？

解放全人类，马列主义真。

其二　吊韩愈

昌黎幼孤苦，勤奋自成就。

关中遭饥旱，为民曾上疏。

遭贬阳山令，谏佛贬潮州。

文起八代衰，忠告人主怒。

勇冠三军帅，道济天下溺。

为国除弊政，不惜残年朽。

敬仰文载道，毋愧圣者流。

司迁后一人，正义芳千秋。

其三　广西南宁行

南宁本百越，花木四时春。

山青水秀丽，位于邕江畔。

居民多壮族，西瓯驼越先。

分支居各地，两广与越南。

发音杂唇舌，要晓番语难。

生活虽殊异，地气所使然。

男女皆勤劳，民劳则思善。

广东亦越地，如同两国然。

广东尚欧风，广西尚勤俭。

淫逸皆忘善，邪恶最易染。

此去宿明园，水月如清鉴。

映照是与非，毫发皆能辨。

游览伏波岭，回忆镇南关。

镇南易睦南，恩义反成怨。

仰面问天公，此理如何判？

背信弃义者，天人绝不眷。

其四　柳江行

因公赴百越，专程访柳江。

其他无兴看，只谒柳公园。
宗元与禹锡，同时遭谪贬。
二人辞长安，分别湘江边。
宾客贬朗州，柳公迁柳江。
事业树千秋，忠奸自昭然。
祠建罗池地，人怀彭泽渊。
香柑亭前树，公德犹香柑。
我今凭吊公，不由泪湿衫。
瞻拜公祠墓，只能怀衣冠。

其五　桂林行

伤寒十二稿，来源于桂林。
圣裔张绍祖，四十六世孙。
书传左盛德，秘藏不轻传。
转授罗哲初，蕴藏三十春。
与师萍水逢，尽授得其人。
吾师捐资印，始得传世闻。
此行欲追踪，访问仲圣孙。
访旧皆为鬼，新人少知音。
只有一女医，略知此中情。
其师罗继寿，哲初是其尊。
曾闻谈此事，未得视为珍。
继寿已逝世，后无继志人。
来历知未详，怅然空访寻。
桂林山水佳，我无欣赏心。
阳朔到漓江，水天色如春。
游人兴趣乐，钓舟农樵贫。
群山看不尽，机航往来频。
以后游兴生，再来做游人。

其六　长沙行

车驰越五岭，留宿长沙垣。
奋志登衡岳，孤云独去闲。

登上祝融峰，碧落近眼前。

俯视众山小，炎帝轻被南。

周南已雅化，甘棠荫江汉。

耕农念苍梧，炎陵连此间。

娥皇与女英，泪落斑竹怨。

夏禹治水功，岣嵝碑文显。

可见楚越池，并非尽荆蛮。

文化传先后，不能尽完善。

由于方言异，彼此称夷蛮。

已成千古事，今后再不谈。

磨砖作镜说，教人意深渊。

磨砖不成镜，念佛怎升禅？

小憩开雨亭，劲松垂岩边。

谁知韩愈心，开雨望晴天。

郴侯遭隐此，书院烟霞染。

茅舍自甘心，升降乐陶然。

遥望岳阳楼，途经洞庭畔。

敬仰范公志，忧乐天下先。

朱张论学处，惜未得亲瞻。

仰望屈子祠，凭吊湘水边。

衡阳王夫之，讲学石船山。

入清游不仕，高风亮节传。

此行登衡岳，驰车经湘潭。

人杰曾辈出，地灵启后贤。

医家李聪甫，刘老②可称贤。

欧阳继南阳，圣道有薪传。

得见诸贤哲，自愧甚愚顽。

遂吟思古情，未恃天下先。

其七　武汉行

武汉三镇非等闲，旧地重游又新颜。

长江大桥气雄伟，昔日励我抗病顽。
又见黄鹤楼复建，正在兴工未能观。
鹄立桥头望江浪，赤壁夏口水连天。
漫游汉阳月湖矶，高山流水千古传。
遥望九江白鹿洞，庐山面目究何颜？
异日我若身强健，武夷九曲尽兴观。
朱陆论道虽各异，启发知行辨易难。

其八　家中乐

春风时雨送我还，车驰鄂豫返长安。
老妻烹饪接风尘，儿女英姿乐寒暄。
共谋筹迁先茔事，我虽菽水亦心欢。
未料我有此儿女，不愧列祖望后贤。
儿女赞我承先志，我不负儿辱祖先。
饮水要有思源心，慎终追远理当然。
而今有人不念此，借口我党不追先。
我党若不追先烈，优良作风何能传？
奉告家人勿糊涂，常教学生扫陵园。
人欲横流最可怕，不念血缘念金钱。
只要我儿听我训，父死九泉心亦甘。
不怕时俗再混乱，名正言顺推不翻。

其九　保持晚节

身为共产党一员，忧国忧民是其先。
人类解放我解放，遇事必先挑重担。
前仆后继英雄血，为求真理死万千。
想起死者填沟壑，我辈享受心何甘？
建设祖国是本职，何不勇敢奔向前？
缩首缩尾尽懦夫，滑头滑脑是真奸。
同心同德向前看，不愧爱国真好汉。
当今有些共党员，为争权势巧打扮。
不惜金钱窃权势，权位到手再弄钱。

若不认真识内奸，木已成舟空自叹。
祸国殃民败涂地，待民怨我时已晚。
国事调整要改革，选贤与能我先赞。
德才兼备首重德，大公无私要选贤。
若将人事安排好，辞职退休心自安。
人生若竹节不变，变节何异娼一般？
轻薄桃花随水流，苍劲松柏耐风寒。

注：①邓老：指邓铁涛先生。
②刘老：指刘炳凡先生。

25. 1983 年孟夏疗养偶感

（1983 年 5 月 24 日于常宁宫疗养院）
常宁宫中景虽好，能否长养永不老？
适时宜早归田园，终结总要上重霄。
回忆少年志气高，日夜苦战不知劳。
惟望事业有成就，谁料衰老难称豪。
我虽衰老志未老，保持晚节乐情操。
努力完成未竟事，留与后人知分晓。
珍惜时间多读书，三省吾身要记牢。
若为患者诊疗病，能得治愈乐最高。
医理无穷需深究，学识有限切勿骄。
业余习武抚琴歌，或学书法解烦恼。
学识要博求哲理，思想境界自然超。
怅望寥廓舒长啸，富贵如云有何妙？
世态炎凉时时有，人情冷暖世味饱。
升降浮沉随运转，事物循环难逆料。
功过善恶有定论，不需自己发牢骚。
大块文章尽情赏，青囊诗书是友好。
历史人物如逝川，总有忠奸与清浊。
圣贤自有圣贤事，俗人俗眼难超脱。
孔孟左丘司马迁，仲景思邈王叔和。

濂洛关闽继圣业，韩柳刘欧遭贬恶。

圣贤尚有人非议，何况我辈岁蹉跎。

虚度一生贡献少，不如蜂蚕小动物。

只恨来日方太短，为民尽力时不多。

衰老亦非我欲老，自然规律难逃脱。

家人为我老病事，儿女情长尽婆婆。

当年我曾经艰苦，而今依旧能生活。

愿离城市居破窑，甘为人民除病魔。

针灸方脉尚学过，且能遍地去采药。

为民疗病民欢迎，要学思邈与扁鹊。

以技遭殃不足惧，妒贤嫉能历史多。

加强锻炼身心健，小恙侵体奈我何？

能知进退存亡理，吾行吾素心自乐。

26.《上海中医药杂志》创刊50周年贺词

（1983 年 7 月 9 日）

贵刊创办五十秋，前赴后继献才猷，

继承交流祖国医，做出贡献非凡畴。

望倡五讲与四美，首重医德医医由，

振兴中华司喉舌，辛勤劳动应庆祝！

上海中医药杂志社：

欣接惠函，为纪念《上海中医药杂志》创刊 50 周年，征余题词，并附金寿山同志署名，令人颇受感动。自愧学识浅陋，拙于撰述，殊觉赧颜。今贵社纪念复刊 50 周年，此为贵社同志们数十年来前赴后继，为继承发扬祖国医学，交流经验，惨淡经营，艰苦奋斗而做出的卓越贡献，使我感到非常兴奋。不能无辞以示祝贺，为此勉书拙词一首，其中谬误之处敬请斧正，是为殷盼！

  谨致

敬礼

陕西医生米伯让敬复

27. 1984年春节有感

（1984年2月22日）

喜逢甲子又一春，贞下起元气更新。

生生不已天行健，人类历史不停轮。

但愿老妻身康泰，儿女应树事业心。

国强民富是吾志，同心同德向前奔。

道路坎坷何所惧？士穷节见方显贞。

任凭风云如何变，永保自身浩气存。

百折不挠是铁汉，炉火千炼始纯青。

富贵不淫贫贱乐，人若到此是豪雄。

要为人类求解放，首去私欲树公心。

站稳脚跟求真理，坚志定作真正人。

人若皆能学尧舜，何为权位去争分？

思想境界须向上，无愧于心立人群。

升降出入是定律，庸俗怎能侵吾身？

吾行吾素心自乐，不受名利污精神。

路遥始知马力壮，事后方能见人心。

鞠躬尽瘁死而已，留与后人去评论。

世态炎凉作笑料，人情冷暖随他因。

悲欢离合人人有，生死聚散世世春。

子女不必为我虑，各有千秋各欢欣。

人生易老天难老，惟望儿孙惜寸阴。

更有要事须告诫，教养后裔是重任。

独子难教古有训，己而不正焉正人？

望怀壮志建四化，放眼静观世界新。

勿为色相所迷惑，胸怀祖国立功勋。

28. 雪天偶成

天寒我不寒，心中如火燃！

生平事未了，瞬息又一年。

白雪能降火，阳春解冬寒。
此曲虽自爱，闻者只等闲。

29. 元宵观景偶感

其一

淡月疏星照天空，春风和煦暖心胸。
人间爆竹声不断，激我喜看指路灯。

其二

喜度今岁三元夜，乐事还同万众心。
不话灯月交辉史，但愿万病皆回春。

30. 甲子仲冬读书偶成

（1984 年 12 月）

独坐寒窗与昔同，孤灯伴我心更明。
把镜茫然鬓眉白，奋知学业恨未成。

31. 读先师《黄竹斋先生传略》

（1984 年）

志在千古唯师知，一息尚存志不息！
道路坎坷从未慎，饱经世味不稀奇。
伤寒会通今已印，多赖党政群贤力。
此愿虽了尚未已，展望大著续公世。
学业自有代传人，望请我师心安息。
我体衰老志未老，绝不辜负师诲意。
振兴中华已有责，民族尊严永屹立。
百年国耻时未忘，发扬中医志不移。
是非道路由己选，绝非他人强迫逼。
把镜茫然须眉古，高山仰止望莫及。
人贵自立德不孤，何虑天涯少人知？
能经疾风知草劲，松竹耐冬自洋溢。

门人米伯让敬撰

32. 《针灸要诀与按摩十法》题词

(1985 年孟夏于北京)

针灸按摩，中医之华。

能精其术，疗效最佳。

发掘整理，建设四化。

赵氏玉青，其行可嘉。

继承父志，发扬光大。

艰苦精神，可敬可法。

33. 中国中医研究院成立 30 周年贺词

(1985 年)

顶天立地，继往开来。

振兴中医，责无旁贷。

立足中国，放眼世界。

民族自尊，始放异彩。

中国中医研究院成立 30 周年纪念来函征文，余不学无术，滥竽医林，曷敢赞辞？喜其团结奋斗，再展宏图，随缀俚词，以示庆贺，借以自勉。

谨致

敬礼

陕西医生米伯让敬复

34. 岁次丙寅除夕病中偶感

(1986 年除夕)

贞下起元万象新，祖国山河醉人心。

振兴之责无旁贷，文明建设要紧跟。

祝愿大家身康健，同为四化立功勋。

中华医学是宝库，继承发扬乃重任。

团结战斗展宏图，必须加强民族尊。

微躯虽病志未朽，力与同志向前奔。

右眼失明幸左视，无妨学习与革新。

惟望世界和平好，国泰民安庆新春。

35. 《福建中医药杂志》创刊 30 周年纪念贺词

（1986 年 6 月 24 日）

武夷山上有仙灵，山下寒流曲曲清。

欲识个中奇绝处，闻听棹歌两三声。

理学朱熹集大成，儒医修园是正宗。

医人医医脑后针，济世活人赖此功。

救国救民林则徐，禁烟抗侵民族尊。

贤豪辈出首当敬，人杰地灵堪称雄。

振兴中医创此刊，前仆后继展新容。

继承发扬皆有责，时雨春风育群英！

福建中医药杂志社：

欣接惠函，为纪念《福建中医药杂志》创刊 30 周年，征余题词，自愧学识浅陋，拙于撰述，但思之再三，贵刊创刊是我中医界一大喜事，不能无辞以示祝贺。为此勉撰俚词，谨致祝贺，聊表微忱。

谨致

敬礼

米伯让敬复

36. 《浙江中医杂志》创刊 30 周年纪念贺词

（1986 年 9 月 12 日）

钱塘素称名医乡，群彦盛文今汪洋。

金华会稽四明地，贤才辈出各自强。

丹溪景岳沈存中，隐庵学敏吴尚先。

山雷歧隐曹赤电，各具一格著文章。

敬仰先哲心向往，自愧垂老无所长。

努力继承取法上，应放眼界识海量。

惟愿百花齐怒放，同心为国力争光。

贵刊风行三十载，振兴中医作慈航。

浙江中医杂志社:

　　日前收到贵社惠函及毛笔 3 支、宣纸 1 张，征我墨书留念，实不敢当。因我素乏书法修养，不敢涂鸦。且近年患青光眼病，右目失明，左目仅能弱视，书写困难，不能如愿，望请谅解。思之再三，贵刊创刊 30 年来，为中医学术交流，继承发扬祖国医学做出贡献，不能无言以示庆贺，故勉撰俚词，谨致敬贺，聊表微忱。附上拙撰祝词一首，不当之处，望请斧正，是为感盼!

　　　　谨致

　　敬礼

　　并请代我致意问候潘老澄廉所长道安!

米伯让敬复

37. 游普陀山

(1986 年 10 月 29 日)

振奋精神游舟山，群岛居海望无边。
攀登佛顶瞰大地，普陀佛国换人间。
各地游客穿如梭，绿男红女喜笑谈。
惟怜信徒摩礼拜，为修来世苦难言。
前生来世谁能晓? 念佛修行欺愚顽。
更有荒诞残忍事，燃指舍身偿夙愿。
名为普度指迷津，实为近人图苟安。
佛地并非清净土，人情世路胜寂园。
佛若有灵必嗔怒，叱咤风云洗尘寰。
但是菩萨皆泥偶，自身难保何灵验?
国家已设敬老院，社会优越非等闲。
寺院冷落香客少，僧尼寥寥诵经卷。
禅院多为客旅邸，摊贩贸易遍山川。
五蕴皆空地何在? 万物繁衍又何言?
喜看建设宏图展，不愿海波起狂澜。
逃入空门有何义? 历史规律乃必然。
佛光志学净土宗，太虚游洋佛教宣。
人生境界应更高，回头望世学圣贤。

38. 过定海有感

其一

遥望舟山障千峙，外敌来犯必遭侵。

戚帅为国抗倭寇，英风独俊千古馨。

其二

鹤立船头叹海洋，百年国耻岂能忘？

日寇侵占琉球岛，不知何时还我邦？

39. 望舟山定海感怀

（1986年10月31日）

英夷贩毒祸吾华，清帝昏愤不明察。

林邓二公请靖命，鸦片战争始爆发。

王鼎力荐林则徐，任命钦差行禁法。

言出法随振国威，禁烟告示英夷怕。

不缴毁者人正法，船货一律充公家。

海关各国皆具结，惟有英商不采纳。

英使义律蛮狡赖，始在虎门毁鸦片。

激起民众怒冲天，群起组织平英团。

销毁鸦片万余箱，贼船商船分别看。

贼船一律充公办，商船赏与五斤茶。

英夷羞怒图报复，遣兵开战向我攻。

义律伯罕统领军，被我击败卷土来。

转战报复袭闽海，战死总兵张朝发。

县丞自刎姚怀祥，定海沦陷兵力差。

汉奸出谋袭渤海，英夷转袭天津港。

卖国投降贼琦善，议和条约更毒辣。

误国祸民穆彰阿，贬害忠良实可伤。

林邓二公放伊犁，英夷伺机又侵入。

王鼎为国尽尸谏，老臣忠心千古馨。

英夷又侵吴淞口，敌军统领璞鼎查。

不料汉奸牛鉴贼，卖葬国防梅花桩。
宝山县丞岳宗武，襄办军需力可夸。
吴淞提督陈化成，督战中弹身阵亡。
两江总督名裕谦，在浙督战投水丧。
主战主和棋不定，清帝时懦时振发。
再令防守遭失败，不料英兵临城下。
战死提督关天培，总兵祥福亦阵亡。
县丞汉奸张厥声，里应外合卖国贼。
奕山城下乞议和，限偿兵费六百万。
割让香港退虎门，此外还有八条款。
清英两国要平等，须赏兵费千百万。
暂时商欠三百万，限期三年要还清。
再赔鸦片六百万，又要通商开口岸。
广厦福宁沪五港，英人居住许来往。
割让香港为英地，要求条约盖玉玺。
从此我国多灾难，割地赔款无已时。
任其蹂躏节节退，中华变为殖民地。
丧权辱国莫此甚，用夷变夏从此始。
夜宿定海难能寐，回忆国耻恨难息。
遥望舟山诸群岛，无数英雄死海里。
今人不知国耻恨，醉生梦死媚洋夷。
企图援引外资助，开门揖盗自讨耻。
手拿金碗要饭吃，反被洋夷笑可鄙。
盗贼入户心肯饶？屈膝求生已不及。
今日宴会称兄弟，彼时称孙亦不依。
全国解放几多时，历史教训应当知。
不说洋人侵华史，契丹入盟史有志。
可叹不知历史训，魂梦颠倒自恃奇。
回顾苏修逼还债，万众一心度灾害。
咬紧牙关紧裤带，三年还清民心快。
总理声言国耻雪，已无外债无内债。

群众闻之心大快，拼命工作更应该。
民族不再受夷辱，祖国建设始自由。
今日再走回头路，重演国耻不知羞。
我辈虽死不瞑目，希望当局勿糊涂。
人民如同城池鱼，城楼失火必殃及。
我等虽死无所谓，国运浮沉由谁主？

40. 访宁波天一阁

(1986 年 11 月 1 日)

竹师为继仲圣学，不辞艰劳苦奔波。
金陵书肆获书目，专诚来访天一阁。
歧隐为友识罗君，仲圣秘籍喜收获。
捐资刊印公诸世，不负左罗薪传说。
此为四十年前事，转瞬桑田变化多。
余虽步尘骅骝后，回顾学业空蹉跎。
为追先师足迹处，特来浙东看天阁。
昔日此处胜兰亭，今朝诸君无一座。
四明历为文化地，但遭列强屡侵略。
五口通商此其一，南京条约更可恶。
吾人若不再警惕，山河依旧能零落。
我虽衰老志未老，为国建树志不却。

41. 赴成都参加中华全国中医理事会有感

(1986 年 11 月 7 日)

其一

建国今已卅七年，中医事业仍坷坎。
学会建立几何时，又遭分崩名领先。
分合合分是定律，无须悲观相互怨。
更望同志境界高，不必萧墙闹争端。
团结民主自强好，若能做到可回天。
望有德才兼备者，领导群众奔向前。

吾人若无自强志，终被异邦耻笑谈。
再无民族自尊心，中华难能变新颜。

其二

战略研讨会盛开，群英勃勃显奇才。
百家争鸣百花放，人人献智舒心怀。
其中必有大国手，定主沉浮作总裁。
继承发扬是其宗，更望推陈出新业。

42. 谒诸葛武侯祠

（1986 年 11 月 9 日）

汉鼎孤烟凌九霄，忠武浩气万世昭。
虽有管乐无伦比，鞠躬尽瘁忠义超。
经济功盖三分国，武略胜过吴魏曹。
淡泊明志严律己，宁静致远抱负高。
和吴伐魏争正统，六出祁山尽心劳。
一片精忠出师表，赤诚感人血泪潮！
我今瞻拜先师祠，愿继先志祭情操。

43. 赞诸葛尚之忠节

（1986 年 11 月 9 日）

祖孙三代尽殉国，鞠躬尽瘁振纲常。
蜀汉气数已将尽，瞻尚父子死绵阳。
为国尽忠同一志，由于诸葛身教良。
忠武英灵万古存，气盖山河俎豆香。

44. 谒昭烈帝庙

（1986 年 11 月 9 日）

刘备为振汉祖业，誓盟桃园起义师。
举旗伐曹讨汉贼，不顾身危挽残局。
屈驾隆中曾三顾，礼贤下士为社稷。
蜀汉所以立正统，全赖武侯赵云力。

戎马生活艰苦尽，仅得汉业蜀一隅。
讨魏伐吴申大义，不愧谥称昭烈帝。
勿以善小而不为，勿以恶小而为之。
此为昭帝告诫语，留与后人化险夷。

45. 赞刘谌之忠节

祖孙三代同一脉，人各有志不同格。
其祖刘备兴先业，举旗义愤讨曹贼。
不料其父图享乐，甘做降虏辱父德。
不思武侯出师表，枉念先帝告诫言。
不愿英男出征战，愿做降虏魏宫前。
不顾先帝创业艰，苟图衣食图苟安。
刘谌悲愤哭祖庙，自刎殉国不辱先。
举家以血荐昭烈，万古英灵泣河山。
刘谌千古人称颂，刘禅被唾臭万年。
人生为人由自主，绝非血统有遗传。
不知思蜀心已死，如同行尸走肉然。
枉为昭烈帝王后，厚颜无耻活人间。
刘备英烈一世雄，有孙无儿诚喟叹。
世人若遇此后裔，喻为阿斗讥笑谈。

46. 赞儒将赵云

文才武略振诸雄，高见相与武侯同。
身经百战不争功，运筹帷幄未恃能。
甘作副将辅汉业，忠心奉上将中贤。
文驳诸将天地汉，谏征孙权伐魏先。
廉以洁己善始终，儒将风流万世传。
若无圣贤高尚德，何能服众佐蜀汉？

47. 赞儒将姜维

姜维继承武侯志，精忠勤事虑精密。
文才武略善治蜀，九伐中原屡出师。

蜀魏力量甚悬殊，未能取胜得统一。
刘禅令降维劝阻，策反钟会叛魏逆。
不料事破被贼杀，一身殉国千古辉。
出将入相负重任，师生情深于忠义。
不愧武侯委国事，发人深思泪沾衣。

48. 游杜甫草堂

（1986 年 11 月 9 日）

杜老一生坎坷多，仕途运恶受折磨。
足迹走遍江湖地，手笔写尽人间歌。
诗意朴实人称圣，反映现实无浮讹。
芳名留得千古馨，至今草堂到处多。

49. 游青羊宫

（1986 年 11 月 9 日）

老子为周柱下史，避世西来过函关。
关尹追踪共入秦，蛰居草屋隐终南。
筑台讲经说哲理，概括道德五千言。
处世三宝曰慈俭，不敢恃为天下先。
清静无为是其宗，道德自然乃本源。
贵柔克刚是其能，以退为进是其用。
天下闻名楼观台，子孙传代赖犹龙。
秦乱避世又入蜀，后人建此青羊宫。

50. 咏诗人薛涛与竹

（1986 年 12 月 17 日）

其一

独上江楼思悄然，缅怀薛涛女中贤。
诗意闻名巴蜀地，良女原籍是长安。
幼遭孤贫能勤学，吟咏诗文八百篇。
今存明刊洪庆集，仅有八十余首言。

晚年住地锦江岸，汲井种竹制蜀笺。
生活自立无他求，才名传世乐此园。

其二

绿竹百种植满园，千姿万态节不变。
亭亭玉立君子风，由于骨硬性耐寒。

51. 咏兰桂

百花潭园曲径幽，只见兰桂正芬发。
兰叶葳蕤桂皎洁，性香不求人浮夸。

52. 赞李冰父子

(1986 年 12 月 18 日)

李冰修筑都江堰，为除害水变良田。
父子为民同一志，惠济巴蜀功无边。
凿穿玉垒山洞水，引入岷江灌蜀田。
实惠八百多万亩，今已灌溉逾七县。
深淘沙滩低修堰，此为治水经验传。
血汗毅力换成就，民沾福利感德贤。
川西第一奇功赞，建庙立传理当然。
希望人人学李冰，造福人类此一端。
父子同工无私意，德被万世留人间。
我今拜谒二王庙，肃然起敬慨万千。
自愧生平无贡献，比起李冰太平凡。
我虽衰老气未衰，要为建设添一砖。

53. 游青城山

(1986 年 12 月 18 日)

白云深处有翠峰，诸峰环抱如青城。
此为老子栖隐处，山麓曾筑建福宫。
拾级而上至山腰，天然图画激流清。
右侧传有药王山，是否思邀栖隐处？

问遍道士无人知，历史知识何此低。

进级再登天师洞，实为三皇坐殿中。

为了尊崇黄老学，藉称天师表尊容。

东汉张陵阐道教，自称天师继道统。

登峰造极彭祖峰，天下名山第五称。

彭祖寿活八百岁，相传羽化登仙境。

目睹青山非昔传，换了人间无道风。

54. 为《中医杂志》日文版创刊题词

（1986 年）

中华古医学

世界将风行

敬录先师黄竹斋先生于 30 年代所撰祝告医圣中预言两句，以示庆贺。

55. 勿羡桃夭艳一时

（1986 年）

人生当学天行健，自强不息要自立。

廉洁奉公传家宝，勿为流俗染污泥。

莲出污泥而不染，菊残犹有傲霜枝。

苍松修竹含晚翠，勿羡桃夭艳一时。

56. 重游樊川

（1986 年）

当年隐居避世尘，回首青山入梦频。

重游樊川观旧境，野鸟闲花皆是春。

少陵坡塬沧桑变，弃居土窑楼房新。

为访村老半过世，话旧无人能知音。

57. 游崆峒山

（1987年9月30日）

西兰路上有奇峰，山名崆峒传奇名。
黄帝问道曾来此，见载庄周在宥中。
帝欲摄取天地精，以佑五谷养万民。
掌管阴阳变化理，开物成务利群生。
以今目之真伟大，理想摄取太阳能。
此为五千年前事，启发后贤探太空。
匍行苦问治世道，为民谋福永当敬。
所答之道非自然，无为而治是其宗。
无为如何能治世？清净虚无逃现实。
老庄无为讲虚无，任其自然自生息。
尧舜无为二治世，首重君德赞化育。
大禹治水为民生，父被殛刑无怨私。
春生秋杀乃天理，物竞天择是规律。
刚柔进退为适存，赏善罚恶皆人意。
欲求长生形不许，惟德精神永不死。
识破事物变化理，万紫千红人间世。
生生不已运不息，变化难极谁能逆？
我今专程访名山，奋志攀登上天梯。
崖刻黄帝问道处，谷峡阶窄耸壁立。
三百九十又九阶，上通石门至山极。
西观碧落望瑶池，东瞰黄河迎紫气。
戈壁沙漠昔海底，青藏高原成屋脊。
沧桑之变实难料，昔之视今犹视昔。
俗眼认为不毛地，珍宝蕴藏世间稀。
若能开发国必富，何向洋人拾唾馀？
手持金碗讨饭吃，愿借外债受敌欺。
内忧外患重演起，社会不宁何时息？
原始酋长尚下问，今日为何无用礼？

两极分化又复展，差别何时能均一？
若要民富国强盛，必须自强能自立。

58. 《孙思邈学说管见》题词

（1987 年 6 月）

伟哉孙氏，方著千金。

仁心仁术，嘉惠医林。

造福人群，万世永钦。

学贯天人，三教共存。

究其精髓，道德传真。

高风遗范，敬仰恪遵。

59. 再游郑州咏怀

（1987 年 10 月）

五十年前曾来此，只因抱负出外游。

青年无知凭勇气，遨游京沪转回头。

到处仰人觅工作，始知事情非易事。

寄居劝戒烟酒会，为人服务勤杂工。

黎明浇花数十盆，各色菊花盛开艳。

工作已罢看门户，端茶进饭必周全。

下午出外捡字纸，焚烧炉内消罪烟。

晚间清扫佛堂地，添油拨灯装香檀。

客来礼貌欢迎待，客走清理茶具案。

每逢朔望书香条，收记布施向上交。

天天如此三月余，始得回陕见亲面。

沿途坎坷不足论，总算举家得团圆。

此行总算得经验，一时之勇学无专。

人情世故已经见，冷热苦甜都尝遍。

有人看我离乡人，冷眼看待食嗟餐。

有人看我很聪明，将女招赘我不干。

有人看我书法好，推荐铁路未实现。

纯仁法师有识见，对我特别另眼看。

想到将来他结局，养老送终靠我贤。

法师早已归西去，树碑封墓少陵塬。

今日旧地又重游，转瞬已经五十年。

来此所见非旧貌，与昔相比变新颜。

不由徘徊心痛伤，流连忘返忆前缘。

60. 过武关有感

1987年10月，应邀赴南阳参加张仲景学说研究会第二次会议，至武关停车瞭望地形，忆战国时秦楚议和，张仪行诈，楚怀王被俘。不久秦被汉灭，秦子婴捧玺投降作俘。有感，随笔吟草。

秦楚互诈争称雄，约会武关让地行。

不知地形太极势，二仪包围难腾空。

楚被秦诈做俘虏，秦被汉灭又谁雄？

屈原忠谏楚不纳，投江报国千古颂。

秦灭六国施暴政，未至二世国已倾。

仪秦善诈身遭戮，李斯赵高遗臭名。

尔虞我诈应有报，互相残杀怎善终？

私有世袭专政制，辛亥革命始扫清。

留毒遗患难除尽，国耻民怨永无宁。

隐患至今尚因袭，何日始见尧舜风？

61. 行经华阴

1987年10月，赴南阳参加中华全国第二次张仲景学说研究会，返陕途中感怀。

荡荡黄河尽东去，巍巍华岳镇西天。

九曲北绕秦关险，三峰南麓接江汉。

华胥文化蓝田古，伏羲画卦人文先。

先民最早集中此，围拱太华此山岩。

中华之名由此起，炎黄子孙拜轩辕。

巨灵劈开大河路，仙掌遥招渤海天。

792

历经沧桑虽多变，此石未动仍巍然。
自古英雄皆崇敬，到此莫不开慧眼。
秦皇汉武尽折腰，唐宗宋祖更不谈。
历代帝王入秦关，摩顶礼拜朝此山。
文豪诗人途经此，无不敬仰挥毫赞。
四十年前我来此，志壮心雄登山巅。
回心石下心未回，苍龙岭山越奇险。
千尺幢后百尺峡，悬崖峭壁飞白练。
朝阳峰上观日出，红装素裹分外鲜。
落雁峰巅怅寥廓，仰天池中观水天。
在此惟有天在上，更无群山相比观。
举头碧落北斗近，回首白云绕华原。
静坐云台抚古琴，玉女金莲为我伴。
松风竹韵溪流声，天然音乐百鸟喧。
曲奏得道仙翁歌，思古陈抟隐华山。
希夷研易探天秘，启发濂溪论道源。
堪称开张天岸马，不愧奇逸人中龙。
美人香草弦音泛，爱国遭贬湘水边。
九歌天问皆忠谏，抒情骚诗有经传。
二公各有千秋志，进退之理泌心田。
杨震四知清白史，明经博览诸儒赞。
前秦苻坚淝水战，未纳王猛扪虱谈。
唐有杨炯举神童，名列四杰愧卢前。
清儒鸿博王山史，玩易图像隐此山。
炎武入秦访三李，与王结交纵横谈。
天下郡国利病书，民族民节见史传。
用之则行舍之藏，堪称名士风流传。
我今行豫返秦关，车停山下观玉泉。
清静庄严非昔比，男红女绿游兴欢。
未闻道观钟磬音，只听酒肆闹声喧。
昔日夹道乞丐群，今已不见换人间。

三月三日药材会，万商云集会秦川。

西岳庙前照壁显，汾阳功坊耀千年。

当年情景均未见，希夷洞前不雅观。

此来适逢秋雨降，金气肃杀袭人寒。

幸喜发现华佗碑，多年访寻偿夙愿。

拍照字迹不清楚，须得再来仔细观。

方拜许昌华佗墓，此墓必定藏衣冠。

民感其德树碑传，我辈更应崇前贤。

可见人生首重德，千载万世永不泯。

清麓蓝川均来此，诗情留传哲理深。

果师早年曾寻隐，治学穷理著述传。

回顾我辈随俗转，未与社会添一砖。

今仍再接应再厉，立志奋发学前贤。

身虽衰老志未老，为国尽忠永向前。

华岳气势民族尊，砥柱中流志更坚。

62. 蓝关怀古

1987年10月，赴南阳参加中华全国第二次张仲景学说研究会，途经蓝田，忆先师牛蓝川夫子入祀乡贤咏怀。

应邀赴南阳，行途经蓝田。

遥念古华胥，文化为最先。

人文发源地，事迹见史传。

伏羲孕于此，文明始肇端。

一画开天地，象数在其间。

阴阳为纲纪，八卦遂生焉。

爻变六十四，象字更繁衍。

书契代结绳，事理日发展。

数学二进制，易数实开端。

乾坤定世位，嫁娶礼制源。

人类人伦理，中华文明先。

自有优生学，人类脱野蛮。

理智开来学，人文之祖先。

仰韶文化址，奠基在蓝田。

蓝田生美玉，自古天下赞。

秦政用刻玺，应别下和①传。

蓝水千涧落，玉山两峰寒。

王维隐辋川，韩愈困蓝关。

为国尽忠谏，不料反遭贬。

遗迹尚犹在，望之心痛酸。

历代贤哲出，宋有四吕贤。

大忠②与大防③，大临④与大钧⑤。

皆为一时贤，世无不高赞。

德才称相国，学业著遗编。

讲学乡约会，修德世风变。

后人崇公义，修建吕氏庵。

芸阁学舍址，蓝川讲书院。

明有王秦关⑥，先世迁蓝田。

屏弃帖金试，潜心理窟传。

养心定气说，闭户研九年。

专志圣贤道，名并吕氏贤。

著述传世远，声誉振东南。

清末一真儒，人称牛才子。

其名曰兆濂，其字名梦周。

蓝田山人号，内阁中书衔。

学识称渊博，品德超俗凡。

所学尊洙泗，濂洛关闽传。

不受清帝征，淡泊乐田园。

事母称至孝，推车载母欢。

权贵盈门聘，坚辞不攀缘。

唯有一挚友，茂陵张鸿山。

讲学论时事，志同道无间。

同聘省书院，教授诸生贤。

辛亥革命起，两军浴血战。

相持不能下，当局请出山。

先生慨应命，约请二张贤[7]。

同见清督抚[8]，陈词军阵前。

升督见诸师，悲泪如涌泉。

知清大势去，人心皆离散。

诸师忠言谏，罢兵民免难。

人心已向背，勿作不义战。

先生一席话，兵火即时寒。

三秦得安宁，人民盛德感。

功德称无量，事实见史传。

品学服众望，名振大江南。

陕西遭饥馑，一呼各地援。

义赈济三秦，解饥度荒年。

蓝田生事端，驻军与绅团。

双方争斗戮，相持不停战。

省督派军兵，断清此事件。

先生挺身出，调和双方安。

民众有呼声，陕西一福星。

道德出众望，涵养皆称贤。

致学主精一，居敬以穷理，

明诚并两进，敬义与偕立。

著述十余种，蓝田新志编。

文钞与续钞，小子恭读遍。

学业贯程朱，诗赋并杜贤。

手泽涵圣道，受益诚非浅。

群贤众望归，入阁祀乡贤。

举行升祀日，我曾参盛典。

路过新街镇，瞻仰先生家。

住居土窑院，贫陋人不堪。

果师率拜主，慰问家人安。

乡绅邵润生，安排颇周全。

夜宿教育局，壁石刻辋川。

蓝水映明月，碧落近玉山。

夜深万籁寂，人醉美山川。

翌晨举盛典，迎主赴芸阁。

仰瞻手泽书，笔力实超凡。

先生虽体弱，骨硬气不凡。

瞻拜师塑像，栩栩如生颜。

润生之父作，工艺美当传。

迎主入祀宫，观众围如山。

群众夹道迎，鼓乐震喧天。

果师主祭礼，惕庵主业献。

房公⑨主终献，礼毕升乡贤。

群众争相议，此老⑩将必荐。

见闻受鼓励，专诚学圣贤。

转瞬四十载，所学仍依然。

诸师俱作古，我亦白素巅。

缅怀诸贤哲，自愧仍俗顽。

岁月不与我，抚剑心伤然。

读书反身心，寡过乐天年。

先生高尚志，永久沁心田！

注：①卞和：卞和献楚王璞玉，刻"受天之命，既寿永昌"八字为传国玺，此即和氏璧也。秦用蓝田玉刻之玺为秦之别一印玺，非传国玺，应予区别。

②大忠：字进伯。

③大防：字徽仲。

④大临：号芸阁，字与叔。

⑤大钧：字和叔。

⑥王秦关：明之士，字欲立，号秦关。

⑦二张：兴平张仁斋、张鸿山昆仲二先生。

⑧督抚：陕西总督升允。

⑨房公：蓝田县长。

⑩此老：指果师。

63. 三诣南阳谒医圣张仲景祠墓

（1987 年 10 月）

遥望汉阙巍峨耸，庙貌若同帝王宫。

步入享殿仍破旧，毫无圣灵气氛踪。

窗棂朽坏墙壁污，塑造圣像无圣风。

破缶烂瓦扔满地，当作文物陪圣灵。

筹资重修尊圣德，表彰先进励后生。

谁知设计无伦次，圣地变为游花丛。

原为建立文史馆，计划落空失望中。

一切毫无严肃气，有损圣容污圣陵。

华其外而悴其内，反惹来者含羞容。

今后我不再来此，发人深省知水平。

64. 再游南阳卧龙岗

（1987 年 10 月）

诸葛初为一道家，隐居不愿求闻达。

躬耕南阳吟梁父，胸怀经纶忧天下。

时势变化不由己，刘备三顾枉尊驾。

谈论时势隆中对，高瞻远瞩露才华。

龙蟠凤逸抱负远，鼎足三分定天下。

精忠报国为汉统，鞠躬尽瘁千古传。

65. 再游洛阳市

（1987 年 10 月）

洛阳古称为中州，周汉晋唐作陪都。

文化发达繁似锦，背邙面洛人才稠。

明帝夜梦求长生，派人印度求佛经。

建立白马寺禅院，大肆宣扬崇佛僧。

于国于民有何用？敬图衣食欺骗人。

石崇王恺争豪华，金谷园已成荒径。

荣华富贵今何在？惹得后人骂到今。

宋代二程继道学，濂溪启迪有明训。

邵雍精研象数理，皇极经世万世稀。

张载受启创关学，别开生面唯物论。

朱熹主张理气说，客观唯心二元论。

格致诚正是其本，修齐治平乃大经。

濂洛关闽成正统，正本清源救民生。

东有龙门摩崖雕，劳民伤财北魏筹。

西有熊耳接华岳，崤函为门秦户纽。

历为兵家必争地，豫民灾难无止休！

66. 谒关帝冢
（1987 年 10 月）

时势逼迫豪杰起，桃园结义同盟誓。

为扶汉统除汉贼，三人义气凌天地。

秉烛达旦恨不消，身在曹营心在汉。

单刀赴会大无畏，水淹三军兵家战。

华容擒曹又释曹，大义昭著气凛然。

刚愎自用失言傲，麦城败走遭杀残。

孙吴知此事不妙，刘备料敌吴难保。

嫁祸曹魏献首级，曹操识破其中妙。

奠礼王侯封墓庙，尔虞我诈人皆晓。

今留青冢千秋祀，任称帝侯魂不绕。

志在春秋功在汉，心同日月义同天。

刘张伐吴虽失败，各有千秋青史传。

67. 横渡黄河
（1987 年 10 月）

黄河滚滚向东去，气势雄伟涌心思。

夏禹治理归大海，民免水害得安居。

高原黄土冲淤泥，变成害河很少益。

时若泛滥成灾害，万民破产无所依。
今若有人能澄清，利用能源变水利。
若能达到此目的，我愿焚香跪拜您。
目睹对岸被淹地，此处人民必泪泣。
只恨老天不睁眼，为何生我这儿女？
上呼老天天不应，下呼厚土地无声。
不知今晚哪里宿，生死不知保朝夕。
但愿政府关心此，治理黄河是首题。
人民自有人民力，定能改变生效益。

68. 游开封

（1987 年 10 月）

开封古为大梁地，孟子前往讲仁义。
梁王不纳欲求利，去国不久梁灭息。
大梁不少游说客，尉缭说秦灭六国。
暴秦统一时未久，二世继位倾国毕。
宋代开国建都此，烛影斧声知载疑。
恃势凌逼欺孤寡，争夺玉玺篡国基。
修筑铁塔有何用？胜造七级求长生。
铁塔高与河堤等，黄河决口城已倾。
不知何想做蠢事，害至如何作防堤？
北宋名相辈辈出，君主不用被贬谪。
不治忠奸信谗佞，荒淫奢侈刮民脂。
终被金俘丧社稷，披发左衽成国耻。
可怜万民被殃患，山河破碎难收拾。
靖康逃奔临安路，苟图衣食不知耻。
精忠报国岳家军，反遭奸陷残害死。
天祥被俘歌正气，秀夫投海死节义。
忠良精神皆不死，惟有昏君如狗屎。
空留龙亭人争看，骂名万古罪难移。

69. 游包拯开封府

（1987年10月）

龙亭傍修开封府，为念包拯再生世。
清正廉洁谥孝肃，执法如山大无私。
包拯一笑黄河清，宋史记载不能疑。
民间乐闻传故事，铁面无私人欢喜。
来此内心肃起敬，惟愿世间多生您。
公为人民主正义，自身牺牲何足惜？
为官要有此种志，死也悲壮对天地。

70. 游王重阳宫

（1987年10月）

咸阳处士王重阳，创建全真道弘扬。
清静虚无是其旨，老庄学说柔为刚。
以退为进乃为术，无为而治实思想。
名利禄位权势位，视为浮云如敝履。
逍遥自在无拘束，白云深处是吾乡。
东汉又有张道陵，凭借老庄宣神强。
降魔捉鬼画符咒，始建道教开道场。
此为借道开旁门，自称天师欺愚顽。
重阳为改道家旨，吸收儒道佛家长。
炼精化气要还神，呼吸吐纳炼身强。
七真弟子能文武，修真养性各有长。
为了民族保汉节，抗金保宋各称强。
来至开封宣教义，重阳终被敌杀伤。
山东栖霞邱处机，道号长春续薪传。
元朝世祖忽必烈，请教邱祖治世方。
敬天爱民治国本，清心寡欲寿延长。
若能如此国必昌，反之必定遭国亡。
从此各地建道观，诏收道书成道藏。

全真道名同此兴，歌颂重阳为正宗。
周至祖庵建道观，咸阳敕建万寿宫。
北京建立白云观，邱祖宣道是其功。
长安建有八仙庵，万古长春我笔挥。
可见人生有义志，虽死精神犹如生。
回忆往昔若浮梦，不堪回首看旧形。
我曾崂山访道藏，青岛博物收馆中。
管理人员不知学，只知古物要收藏。
不分精华与糟粕，惟恐别人借求名。
保守不愿要人看，可怜这伙寄生虫。
看到此态真堪笑，妄为中国读书人。

71. 再游少林寺

（1987 年 10 月）

昔来少林象古刹，今日如市颇繁华。
绿男红女舞凤彩，摊贩经营货色杂。
虽有僧众皆俗辈，未闻有人谈佛法。
旅社林立变旧貌，自然风光无美夸。

72. 再游嵩阳书院

（1987 年 10 月）

书院较前重整修，斋舍空虚无人读。
今日仅存形式在，洛学何日有人求？
立雪亭碑书院物，今移少林是何由？
程门立雪成佳话，诚心求学乃畅游。

73. 谒岳忠武王庙

（1987 年正月）

精忠报国事，铁史永不泯。
虽遭权奸害，赤诚处泰然。
因母有贤训，又怜民遭难。

为公我虽死，万众能得安。

浩气昭千古，是非有人辨。

全家俱遭害，忠孝能两全。

德媲武乡侯，功勋万世传。

瞻拜英灵祠，感泣泪湿衫。

74. 行经商洛望四皓咏怀

1987 年 10 月，应邀赴南阳参加张仲景学说研究会，途经商洛。

契为殷商之始祖，舜命掌教敷五伦。

民知伦理天下治，善政善俗育良民。

孔子宣教仁德礼，善恶褒贬寓春秋。

商汤伐桀武诛纣，周德之盛化万民。

嬴政专横虐天下，有识之士避乱秦。

曾有高人隐于此，东里公与绮里季。

角里先生夏黄公，商山四皓世传芬。

陈涉揭竿诛霸君，楚汉相应伐暴秦。

汉兴统一得良臣，约法三章向人心。

刘邦欲废太子事，留侯卑辞诏安迎。

四人须眉皆皓白，帝知得贤未废成。

因而朝野得宁静，留侯访贤建新功。

历代篡夺无宁日，惟有洛水映晴空。

秦岭险塞黑龙口，商洛武关丹江畔。

兵家攻守必争地，万民遭殃有谁怜？

今望林木四畴野，青山绿水民歌欢。

此地形势堪称雄，风光宜人文风盛。

人才辈出师资多，古之契教有遗风。

昔俗登城振铃声，纪念先民教后昆。

天将以夫子为本，教育普及道东行。

75. 读朱子临殁病中吟

（1987 年）

睡起林风瑟瑟，

觉来山月团团，

身清无事久轻安，

况有清凉池馆。

句稳反嫌白俗，

才高却笑郊寒，

杜陵原自少陵残，

好处金章不换。

76. 题赠岳忠武王书《出师表》后

（1988 年正月）

诸葛武侯、岳忠武王，为吾中华民族做人之师表。余少时就读，即非常崇敬。凡二公之祠墓，我均专诚拜访，二公之书均爱拜读研习。不觉光阴荏苒，垂老无成，自愧于国无建树，于家何所有？仅将珍藏岳忠武王书诸葛武侯前后《出师表》一册赠于吾儿养气认真研读，作为律己之书，共同勉之，并赠古语二句以自警。

达则兼善天下，穷则独善其身。

书评明朱元璋所赞题，岳忠武王书前后出师二表云"纯正不屈，书如其人"八字。其朱元璋之赞文纯为维护他私有天下统治之私欲而出发，为网罗天下人才而出发，并非怜惜诸葛武侯、岳忠武王之精忠大义而出发，又非为天下为公，更不是为世界大同、民族自尊自强自豪而出发，其赞题纯是欺人之谈。

又题：官怠于宦成，病加于小愈，祸生于懈惰，孝衰于妻子。察此四者，慎终如始。诗云：靡不有初，鲜克有终。书此以赠吾儿养气作为座右铭。

77. 游大同九龙壁

（1988 年 7 月 12 日）

大同本赵地，介于长城内。

汉置平城县，北魏建都此。

唐改云中郡，辽金作陪都。

因而称西京，又改大同府。

延至明王朝，长城重新建。

九边重镇一，徐达尽力献。

洪武十三子，朱桂封代王。

府前照壁存，上镶九龙现。

飞舞波涛中，神情称雄健。

壁前倒影池，看龙戏水玩。

此壁当年建，琉璃砖组成。

蓝黄赭白紫，五彩缤纷现。

可见古工匠，智能不平凡。

以今来目之，皇子荣耀显。

昔日奢侈样，不想更可观。

此壁雕刻成，耗民多少钱？

此地民贫困，不知开资源。

只图自享乐，哪知民遭难？

民愤不能忍，官逼民造反。

闯王举义旗，攻打宁武关。

将军周俞吉，中箭死阵前。

实想忠于国，难保明江山。

宦官曾专政，阉贼魏忠贤。

君昏贼臣乱，忠良俱遭难。

饥饿民死怨，官吏横征敛。

闯王临京畿，崇祯上煤山。

勿杀吾黎民，勿留吾大臣。

君王死社稷，尚有此明言。

今见九龙壁，历史应借鉴。

78. 游山西太原晋祠

（1988 年 8 月 8 日）

晋祠原为姬宗建，剪桐封弟不戏言。

周柏古老今犹在，清流不息难老泉。

水镜台上纳凉天，品茗方知泉水甘。

殿宇壮丽设计巧，此为周德遗太原。

79. 赞公输子祠

诸子峰起争巧能，此公智慧夺天工。

胸怀规矩成方圆，掌握金木变化生。

堪称建筑学轩祖，国人莫不敬此公。

人若不自度量力，班门弄斧成笑柄。

80. 登北岳恒山

（1988 年 8 月 19 日）

志壮未服老，奋力登恒岳。

孤云与野鹤，素性乐林泉。

人羡俗富贵，我独爱谈山。

山石性刚直，泉水自清廉。

与我相为友，仁智结因缘。

千里访恒宗，愿听松风寒。

突行天气变，大雨滂沱涟。

山中云雾满，视野难分辨。

冒雨行滑路，心神乐陶然。

五岳已遨游，志学应更坚。

切忌长惰性，阻碍事业前。

山水永远在，人生瞬息间。

当惜少年时，老境莫空叹。

意志须常练，莫待雪满巅。
尧舜变人尔，我何不能攀？
揖让选贤能，为国爱民先。
后世篡夺祸，殃及民不安。
此祸何时息，有谁能阻拦？
回顾燕赵地，历代遭兵燹。
代州平型关，古之金沙滩。
与此紧相接，边塞称雄藩。
兵家争胜负，尸骨埋野原。
不知谁家子，捐躯有谁怜？
好战遇强敌，死而却不厌。
而今安在哉？尽为化灰烟。
劝君爱和平，民免遭涂炭。
凡作霸权者，侵略必遭歼。
纵观中外史，无一不尽然。
眺望恒岳景，川原旷大远。
东跨至幽燕，西起雁门关。
绵延数百里，雄伟真壮观。
重峦叠嶂起，绿茵铺山川。
主峰高千丈，浑河激流湍。
劲松亭亭立，峭壁巍巍瞰。
山径行人少，林壑幽静闲。
万籁此皆寂，惟闻泉声咽。
昔为道教观，楼阁纵横连。
当时称胜景，今未见香烟。
闻有一羽士，年迈已归天。
要知人间世，沧桑时在变。
今又重整修，游客必将繁。
下山大雨住，霎时开晴天。
风雨变难测，祸福旦夕间。
前途难逆料，力求灾祸免。

依智决行动，人定可胜天。
虽未登峰巅，愿违如是观。
点头自兹去，讴歌五柳前。
行踪若白云，依依别青山。
飞渡任我意，亦可到海天。
遍游星球上，得览世界千。
形体如能许，先越昆仑巅。
江流三峡上，探源青海湾。
西藏与蒙古，定去同蔼欢。
文化得交流，以达夙志愿。
民吾同胞论，关学世界传。
要息争夺祸，正本要清源。
学术若不正，治术必定偏。
若知吾之志，请君玩陋言。

81. 吊介公

（1988 年 8 月 15 日）

介公堪称人中龙，为保晋祀忠义公。
喜新厌旧重耳过，不言禄赏隐山中。
高义皆由母成德，宁愿焚死不邀功。
重耳悔过叹其义，千古寒食颂高风。
我今专程来凭吊，惜未登山郁心胸。
返城再谒介公楼，聊表老儿来此行。

82. 自 咏

我受委屈，不计人怨。
为国尽忠，无私奉献。
为民解痛，艰苦我愿。
以医报国，献身志坚。
中华文明，力学圣贤。
不为私利，不为争权。

告诫子孙，以此为先。
崇洋媚外，忽忘祖先。
中华民族，并非愚顽。
世界文化，中华领先。
人伦道德，世界典范。
精神文明，世界学汉。
至今仍服，未敢领先。
声光电化，技艺之见。
我辈未及，即觉新鲜。
中华历史，光辉灿烂。
涉及之广，方方面面。
未能发掘，光大其传。
当今中医，世界流传。
神奇疗效，洋人赞叹。
中西结合，取长补短。
洋为中用，造福人间。

83. 谒岳飞祠

武将不怕死，文官不爱钱。
吾辈能如此，何愁国不安？
诗词满江红，豪言表衷肠。
一心为国民，精忠万世传。
童年受古训，始终铭心间。
早年谒公墓，丰碑西湖畔。
与友同拜谒，肃静立墓前。
众友皆就座，我独站墓边。
为敬忠孝义，永铭我心田。
还我河山语，字书世界传。
豪气昭千古，谁也难推翻。
我今瞻拜祠，感昭泪湿衫。

84. 中秋赏月

年怕中秋月怕半，事业未成老未闲。

徘徊阳台怅长空，自愧白首望月圆。

85. 满江红·李仪祉3周年纪念

旧雨飘零，满腔裹愁怀悲切。念三载，东邻肆虐^①，寰宇破裂。大地河山齐震撼，连天炮火飞肉血。回想来吾友生前事，真豪杰。

郑白利，早施设，泾与渭，河渠决。到此时关辅丰穰不竭。前敌挥戈争效命，秦中转馕莫忧绝。继自今百世永流芳，铭功烈。

注：①东邻肆虐：指日本侵略我国。

86. 西江月·感怀仪祉亡友

河岳精灵盛气，

哲人应运而生，

承天法地志纵横，

博爱斯民间庆。

胞兴襟怀自在，

百年利济为盟，

如何沟洫告成功，

尽力莫忘魂梦。

秦地土田黄壤，

邪教呼癸流亡，

前贤郑白有遗芳，

继此追踪勿让。

饥溺当时由卫，

仁声世代馨香，

我公已往泽汪汪，

光霄云霄直上。

87. 感怀二首

其一

管子霸齐称一匡，中权不外四维张。

如何后世执牛耳，祗耀兵车便称强？

其二

五胡云扰乱中华，五代干戈倾国家。

内难由来招外寇，虎狼入室悔何嗟？

88. 孙思邈医德纪念碑落成暨医德思想研讨会召开有感

（1989 年仲春）

伟哉孙氏，方著千金。

仁心仁术，嘉惠医林。

造福人类，万世永钦。

学贯三才，博大精深。

治修国史，术通圣训。

究其精髓，道德传真。

山中隐相，医中真人。

英雄神仙，浩气常存。

高风德范，敬仰共尊。

人能弘道，非道弘人。

志学孙氏，医德必振。

全国精英，今会三秦。

力挽颓风，同德同心。

扶正祛邪，定能更新。

焉知来者，能不如今？

良医无私，寿世寿民。

积兹愚诚，恪守规箴。

树碑立传，众志之心。

今已建立，永垂长春。

更盼来者，续补增新。

光大其学，济世活人。

大医精诚，医范指针。

促其普现，如望甘霖。

含灵巨贼，医人共恨。

纪念医德，皆有责任。

千秋俎豆，万世永馨！

89. 致湖南刘炳凡研究员词

（1989 年冬）

盥诵大作堪敬叹，影珠钟灵奇人传。

家居汨罗受忠感，身依湘江师杜贤。

翁幼家贫习篾工，恍悟济世志宏坚。

学通辞诂兼义理，道继濂溪明医源。

上继伤寒与内难，旁搜诸子古今研。

卒然成就大医志，活人事业昭简编。

以诗言志兼研医，字字珠玑彪炳凡。

自愧虚度无建树，只有专诚学贤范。

刘老炳凡道长尊鉴

久违道范，时切孺幕！弟因眼病障碍，长时不能修芜致候问安，歉甚，望请谅解。承蒙惠赠大作《珠影吟草》及您老学术思想之研究，拜读再四，受益良多，爰撰俚词一首奉上，敬表谢意，并请指正。

谨致

敬礼

愚弟米伯让谨复

90. 致福建俞慎初教授词

（1989 年冬）

武夷钟灵降慎翁，德业并进昭勋功。

棘手著史医林重，铁肩担道救苍生。

幸沾考亭时雨化，近淑修园坐春风。

自愧虚度无成就，俯首敬仰祝华封。

俞老慎初道长尊鉴：

久违道范，时念未释！弟因眼病障碍，不能修芜致候问安，歉甚，望请谅解。

岁序将更，承蒙惠赠贺年信片，中有道长诗作"七五"自寿有感一首，索弟和韵。惟自愧素乏诗学修养，难以回敬。但义不容辞，爰撰俚词，奉上敬表谢意。望请指正。

恭贺

年禧

愚弟米伯让谨复

91. 华佗学术研讨会召开函索题词有感

（1990 年 4 月 1 日）

神医华佗，外科宗师。学通术数，修养性情。

方药针灸，处剂最精。内脏结疾，手术除病。

割皮解肌，抉脉结筋。开搞脑髓，揲肓爪幕。

刳破腹背，抽割积聚。病在肠胃，断截湔洗。

漱涤五脏，除去疾秽。既而缝合，敷膏创愈。

一月之间，皆见平复。术前麻醉，研创药剂。

醉后施术，安全得治。较前更精，千古称奇。

神妙技巧，医术惊人。刮骨疗疾，名声显著。

元化仲景，齐名当时。祖国医学，可称隆盛。

不幸遭遇，曹患脑病。针治得愈，反又求治。

华公未许，遭贼仇弑。以技遭殃，令人痛惜。

覆车之鉴，名垂青史。内脏手术，从此渐息。

后人畏惧，一蹶不起。只医疮疡，皮肤之疾。

更望吾人，继承先志。仁心仁术，活人济世。

研精医术，华公之志。公虽殁世，吾人应起。

著述被焚，仍散人世。遗书中藏，医理成系。

秘方神技，仍有人继。中医不用，西医拾遗。

异邦发展，吾人惊奇。内脏外科，古之医技。

跗俞在先，华公光裕。汉前医家，均掌此术。

吾国之光，世界称奇。回顾过去，因噎废食。

展望未来，今必胜昔。西医所能，中医应习。

学人之长，补己不足。学术公有，并非为私。

治病救人，医者之志。博采众方，拜师学习。

不耻下问，人之美德。医为病人，不能私己

中西之见，应当消除。不应守阙，力扶坠绪。

华公有灵，含笑伸指。华公虽殁，医德犹存。

五禽之戏，健身益民。户枢不蠹，流水不腐。

至理名言，万世永馨。壬寅之岁，余谒仲景。

专程许昌，又拜华公。墓在路下，荒芜堪惊。

仅见碑碣，感叹不胜。行至华岳，道竖墓碑。

神医华佗，碣石所赞。民感其德，料葬衣冠。

甲子首会，因病未至。所陈鄙见，载于会集。

发掘佚文，当务之急。今逢盛会，前往又艰。

因目昏眊，行动不便。盛会难逢，是其遗憾。

望此盛会，首倡医德。振兴中医，吾人之责。

自尊自强，不应自卑。爰撰俚词，谨表愚意。

华佗学术研讨会第二次会议筹备处负责同志：

贵处来函，贵省拟在华佗故里亳州市华佗纪念馆举行纪念拜谒活动，令人非常兴奋！索余为大会挥毫书辞，装裱陈列。余因患青光眼病右目失明，左目仅能弱视，且对书法素乏修养，执笔困难，深感惭愧！华佗为我国医学科学家，内脏外科麻醉术之创始者，不幸以技遭殃，令人非常痛心，感慨万千！今逢盛会，余虽昏眊，不能书墨，然亦不能无辞以赞华公之德。今日盛会之举，爰撰俚词，聊表愚忱。

米伯让谨复

92. 光明中医函授大学附属福建中医院开办3周年院庆函索题词有感
（1990年4月1日）

光明正大，吾国美德。继承发扬，人皆有责。

中华医学，宝贵之最。三皇开端，文明肇基。

跗伊扁华，各创特色。仲景思邈，道全德备。

医病医医，垂教万世。今设函授，普及教育。
教书教人，首重医德。社会效益，是其第一。
任重道远，切勿忽视。重利忘义，非医之志。
将成恶果，罪责难辞。若被世骂，含灵巨贼。
见微知著，更应反思。闽贤众多，文化胜地。
考亭贤哲，倡讲儒理。宋慈法医，洗冤名著。
长乐修园，医范勿遗。林公禁烟，爱国忠义。
医国人范，馨香万世。大展宏图，活人济世。
救死扶伤，人道主义。建立医院，名要符实。
道德规范，谨遵勿失。培养人才，贡献于世。
事业昌盛，共同之志。敬祝贵院，保持美誉。
再接再厉，前进勿疑。吾今虽老，愿共勉励。

爰撰俚词，聊表愚意。

光明中医函授大学附属福建中医院吴熙院长暨同志们：

敬问你们近好！

从未会晤尊颜，鱼雁相通，忽接贵院征求院庆题词来函，拜读内容，方向正确，令人非常兴奋！开办已3周年，可谓惨淡经营，始有今日成就，不能不庆幸祝贺。惟索余书墨题词一事，实不敢当。因余素乏书法修养，加之患青光眼病右目失明，左目仅能弱视，不能执笔献丑，遂撰俚词，命小儿烈汉清抄奉上，谨表愚忱，欠妥之处，望请谅解。并衷心祝贺贵院工作顺利进行，大展宏图，事业昌盛，是为殷盼！

　　谨致

敬礼

关中愚叟、医生米伯让敬贺

93. 赴北京参加全国中医拜师大会有感

(1990年10月20日)

年已逾七旬，应邀赴北京。
乘机冲霄汉，俯瞰行云中。
瞬息机落地，只见万家灯。

翌晨开大会，人民会堂所。

群贤皆毕至，老少皆精英。

拜师是形式，是否能继承？

唯望后来者，德才要胜今。

若能如众愿，额首当称庆。

望成大国手，苍生感恩重。

人命贵千金，学医贵精诚。

勿作含灵贼，要学仁心圣。

随学凭口给，反成害人虫。

若遭世唾骂，必将辱祖宗。

更是辱国体，何谈今日荣？

94. 明代关学大儒冯少墟先生诞辰434周年题词

（1990年 时年七旬有一，半瞽）

立朝忠直气节，谏君抗邪，不愧理学名臣裕后世。

身任孔孟德教，劝学卫道，被尊儒宗师表光先圣。

明关学大儒先贤副都御史冯恭定公少墟先生诞辰434周年纪念。

关中后学米锡礼

95. 参加编纂《中华大典·医学分典》论证会沿途感怀

（1991年4月12日）

（一）乘飞机赴成都

应邀赴蜀审医典，行空未觉蜀道难。

俯瞰太白剑阁低，仰望星斗近身边。

未至时许落地上，飘飘若仙降临凡。

李白当年吟蜀道，未料今日换人间。

（二）开论证会

医书集成为我有，中华大典继宏图。

今日能续此医作，承先启后献才猷。

群贤济济聚一堂，医学文粹耀五洲。

前仆后继扬国光，事业昭著芳千秋。

（三）游峨眉山

峨眉自古人称秀，山中遍居佛教徒。

此行偏逢阴霾盛，迷漫山景寺冷愁。

到处未闻钟磬音，报国寺前看玩猴。

乘坐缆车腾空过，好似仙人上云头。

金顶未见佛光现，日出云海无迹山。

绝巅气候寒冷冽，不亚太白暑月六。

（四）游乐山观石刻大佛

岷江环水抱乐山，江渚摩崖雕佛颜。

愿为标志水涨落，游人纷纷争相观。

由于唐宋崇佛教，每事必将浮屠宣。

释主寂灭毁人性，欺骗愚民修三缘。

更有一事应注目，大渡桥横铁索寒。

昔非红军抢渡险，中国焉能有今天！

（五）游三苏祠

三苏文章传天下，皆因老苏有教法。

轼辙小妹文各著，诗书门第千古夸。

自愧童年学不力，不识门径自觉差。

弱冠始知求正学，寻得理学真儒家。

96. 赴巴渝县

参加（古秦郡）已故著名老中医吴棹仙先生100周年诞辰纪念会有感。

巴渝名医吴棹仙，子午流注撰论难。

教泽嘉惠桃李多，纪念先生诞辰年。

海外子弟归故里，宾主欢庆聚一堂。

宴烹灵团黄腊鱼，醉唱蜀歌众和腔。

巴渔洞前曾合影，晚步江滨观渔航。

江水从此入重庆，汇流巴东名峡江。

97. 抵重庆遇老友

与黄星垣同志（重庆中医研究所所长）话别。

旧地重来物换移，在此喜又逢故知。

夜宿江楼话未尽，航行催人时迫急。

彼此年老皆退休，事业未成志未已。

江边握别日已暮，情意深长相依依！

98. 过长江三峡感怀

巍巍乎，夏禹治水之功大！古时洪水泛滥，汇流百川到三峡，民免遭灾患，鉴古知今，始知禹功大！

荡荡乎，江水滚滚行万里，波涛来自天涯，道经峡谷直泻下，今为黄金道，合分分合，万世赞造化！

山石峭壁立两边，重峦叠嶂多曲弯。

沿路峡石门不断，时开时阖时隐现。

对面看来山迎我，实为航行我向前。

遥望航行如扁舟，仰观碧落似壶天。

夜行瞿塘停航问，雄伟险峻暗礁险！

凌晨起航顺风下，旅客共愿求安全。

行经巫峡人争看，幽深秀丽玉女颜。

此处未见朝彩云，两岸亦无啼声猿。

李白当年有此说，可能而今时势变。

西陵峡隘水流激，因势修筑葛洲坝。

利用江水之能源，发电生产创开发。

江水由此奔泻出，天水相逢望无涯。

途径武汉过荆门，水分九支由浔阳。

诸水分合向南去，源远流长各大江。

三峡堪称天下雄，万将莫敌巴蜀关。

要知此水之来源，发自唐古拉大山。

本系昆仑一中支，脉与巴颜相毗连。

流经可可西里地，正源溢出沱河沿。

拉丹冬雪山两侧，楚西当曲河通天。
流向东南八百里，循行西藏古布西①。
流入青海抵玉树，屈曲又折七百里。
经进四川西康地，分支云南名金沙。
流至中甸一大湾，屈曲绥江返入川。
此处江与河套对，相对距离四千里。
东至宜宾岷江会，河流始名称长江。
再经长寿与涪陵，会入三峡名峡江。
折东云阳奉节南，又经丰都忠万县。
此处滩多激流险，中伏巨石成涡漩。
舟行皆视为险途，天堑景观千古传。
自此流出倾斜地，途经鄂湘赣苏皖。
东流江都瓜州南，与会江北运河湾。
行至丹徒县西北，再与江南运河会。
江岸由此更宽阔，下抵崇明岛所隔。
中分南北二流口，南为崇宝石沙亘。
又分南北二洪口，皆为江水入海处。
南洪之内有吴淞，乃为黄浦江入口。
此江干流所经地，藏青川滇鄂湘赣。
皖苏九省为中带，支流甘陕豫黔浙。
入滇之水为南带，东属粤江南澜沧。
长连九九六十里，号称世界河流王。
灌溉地域之面积，九千九百六十里。
黄金水道有素称，利民济物功无穷。
物产丰富名胜多，文化发达人杰灵。
荆江分洪又新建，葛州水坝世闻名。
天然气势山河壮，长江不愧亚洲雄。
展望来者继开拓，为国建设利民生。
勿负夏禹治水志，前仆后继立新功。
夏禹陵墓在会稽，异日专诚谒圣陵。
此行目极吴楚天，祖国江山壮心胸。

注：①古布西：古布西与西宁交会处。

99. 过巫峡望奉节白帝城

遥望夔巫白帝城，缅怀刘备一世雄。
桃园结义扶汉室，枉驾三顾隆中行。
生平戎马得一隅，惟喜王佑有二龙。
吴蜀反目关张死，为伸正义伐江东。
火烧连营遭惨败，托孤汉相心泪倾。
谁知生子不像贤，江水呜咽有恨声！

100. 望诸葛孔明碑

诸葛一生惟谨慎，刘备讨吴料难成。
为证桃园盟义信，权宜发兵顺意行。
未曾出师计早定，策划八阵在江心。
陆逊恃勇意吞蜀，费尽智谋难入侵。
怎知江流石不转，暗礁壁垒指千军。
火烧连营七百里，营救刘备赵子龙。
出奇制胜千古赞，孔明用兵妙如神。
将军忠勇为汉室，蜀汉有云万世钦。

101. 过巫峡云阳望蜀将张飞碑

刘备入川过天堑，一将当关万将难。
张飞虽猛胸怀智，屈膝收降将军严。
行兵能晓屈伸理，知己知彼制胜缘。
夜过巴州成美赞，树碑山坡传人间。

102. 抵九江缅怀陶渊明先生

舵拢九江岸，缅怀彭泽令。
拜读归来赋，久慕渊明贤。
淡泊乐田园，不受浊俗染。
采菊东篱下，悠然见南山。
帝乡不可期，富贵非其愿。

靖节先生学，寄意桃花源。
国无暴虐政，谁想乌托邦？
专诚凭吊公，高风亮节传。

103. 途经甘棠湖

路过甘棠湖，遥望烟水亭。
周郎点将台，遗迹在此中。
自恃少年勇，吞蜀欲称雄。
计谋苦费思，忿殒一无成。

104. 登庐山谒朱子白鹿洞感怀

（1991年4月21日）

庐山多佳景，专谒白鹿洞。
朱熹讲学处，久慕向往诚。
五代之坏乱，真儒不振兴。
周程张朱出，重新振儒风。
阐扬圣贤道，为国为民生。
穷究事物理，新兴理学名。
朱熹建书院，说教正儒宗。
儒有君子儒，亦有小人儒。
杨墨与老佛，皆云儒所宗。
儒风若不正，是非混不清。
教规立五条，论理是其宗。
学问思辨笃，忠信行笃敬。
惩忿与窒欲，迁善改过行。
正谊不谋利，明道不计功。
己所不欲事，切勿施于人。
事理行不迨，反求诸己身。
以上教规语，天下皆响应。
学儒明道统，大学是门径。
明德与新民，在止于至善。

格致与诚正，修齐与治平。
纲领条目备，十传更显明。
人心惟危训，道心惟微语。
惟精惟一学，允执厥中旨。
薪传十六字，是为圣道源。
尧以是传舜，舜以传之禹。
禹传汤文周，周传与孔孟。
治国能守此，礼让德粹然。
立身能守中，处事不易偏。
论语论治理，孝悌人之本。
温良恭俭让，涵养德性先。
孟子善明辨，道德仁义先。
民贵君轻论，是非亦褒贬。
暴政虐害民，诛伐不容宽。
君主若无私，谁想桃花源？
大学与中庸，原载礼记中。
朱熹分出注，乃与论孟同。
集注四子书，与世大有功。
又集小学书，启蒙习圣贤。
稽古立教本，明论与敬身。
嘉言与善行，先贤实践踪。
教人之要道，首重在发蒙。
蒙重能养正，人才为国栋。
六经要熟读，史鉴必精通。
诸子与百家，天算博艺精。
农医工商兵，学儒皆要通。
相生相养学，为世开太平。
有教而无类，实践重躬行。
明诚必并进，敬义必偕立。
伟哉圣道学，万世立人极。
弱冠始恍悟，治学必求正。

正谊与宏道，弦歌一脉承。
立志学居敬，自愧老无成。
今谒朱子祠，余感实荣幸。
望见棂星门，肃然即起敬。
进入礼圣殿，瞻拜诸圣容。
孔颜曾思孟，道德贯古今。
仁德配天地，师表万世尊。
观瞻明伦堂，感慨有万千。
尔今伦理破，人居败类群。
登上思贤台，有贤谁来思？
思贤如渴事，不过口头论。
下有白鹿洞，未见有鹿鸣。
李渤曾隐此，驯鹿故得名。
行至御书阁，历朝所赐经。
今有谁来赐，倡议圣道兴。
学达性天榜，康熙御笔颂。
赞扬朱子学，哲理在其中。
天人合一论，众议尚不同。
更望来者之，继续共研穷。
碑石有数百，林立书院中。
诸贤留风韵，翰墨皆可珍。
有人名紫霞，蒲草札笔书。
唯歌白鹿洞，惜未能寻得。
北人曾陈道，因而隐于此。
赵宋未听用，讴歌颂高风。
院庭有桂树，朱子亲手植。
今已八百岁，茂盛犹劲立。
由此足可见，圣道未衰息。
兰叶春葳蕤，桂花秋皎洁。
欣欣此生意，自尔有佳节。
谁知林栖者，闻风坐相思。

草木有本心，何求美人折？
九龄感遇诗，心静勿急热。
今见此桂树，徘徊不忍去。
拍照仰先志，继续再精进。
门前有清流，名曰道贯涧。
涧上有石桥，炎暑枕石憩。
朱子书枕流，可知清凉意。
门外千丈松，千株化苍龙。
群龙多腾空，一龙仍守中。
隐闻万壑泻，清泉漱石声。
回望诸秀峰，天生仙人洞。
我幼名锡礼，志想探月宫。
能攀月中桂，鳌头定列名。
蹉跎成白首，德业无所成。
颓风无力挽，圣域徒虚行。
所学能精进，不愧继儒宗。
儒家教学地，奠基此山中。
可称非凡境，此来不虚行。
受益诚不浅，至理铭心中。

105. 抵南昌感怀

乘车往南昌，推窗观风光。
山岗茶丛茂，田畴稻谷香。
农夫躬耕野，村姑忙田塘。
遥望鄱阳湖，乃为古战场。
多少男儿汉，埋葬鱼腹腔。
痛哉战争史，感慨悼伤亡。
车抵洪都府，同志热衷肠。
调整食宿邸，盛情接待忙。
陪游滕王阁，极目望赣江。
设宴话今昔，万老①忆沧桑。

观瞻学院境，桃李遍芬芳。
专诚谒万老，登门请教方。
寒温统一辨，所见同一观。
访问嘉言迹，承赠三书良。
回顾豫章地，人杰地灵乡。
东邻湘鄂皖，南闽粤滇黔。
江淮汇扬子，归流东海洋。
历代群贤出，才能皆非常。
婺源朱考亭，讲学白鹿洞。
阐扬圣贤道，理学集大成。
庐陵欧阳修，文豪千古扬。
泷岗阡表文，德范意深长。
临川王安石，变法堪称强。
未能观时机，急行遭祸殃。
吉安文天祥，不为元屈降。
正气今犹颂，丹心千古芳。
修水黄庭坚，书法成一家。
诗词世著称，名与苏轼并。
奉新宋应星，天工开物著。
内容极广泛，工农兵技艺。
开物为民生，科技启后世。
江西山岗多，三山最称丽。
匡庐与龙虎，井冈名最著。
旧政腐败极，黑暗无天日。
民怨不聊生，义愤沸腾起。
急呼救国运，志誓雪国耻。
朱毛会义师，举旗闹革命。
诛伐旧政权，依靠工农兵。
叶贺先驱者，白刃挺身应。
天下爱国士，举臂咸响应。
艰苦创业事，万里走长征。

终于得胜利，消灭害人虫。

国耻得雪除，红旗扬天空。

八一革命来，南昌做贡献。

不亚延安地，南北相颉颃。

为国牺牲者，人民永不忘。

凭吊诸烈士，忠魂千古芳。

我今不虚行，受教铭衷肠！

注：①万老：指万友生先生。

106. 游滕王阁

滕王建阁夸豪华，不顾民生为自奢。

金屋藏娇醉歌舞，荒淫邪侈皇室家。

今日江边留遗迹，有人观赏有人骂。

几经兴废今又起，阁中帝子何去耶？

江水波涛仍依旧，不见滕王鸣銮驾。

王勃诗赋传千古，佳句风韵人皆夸。

107. 游八大山人纪念馆

八大山人非仙人，他是明王九世孙。

看破争权残酷事，削发为僧遁空门。

名为朱耷号个山，身虽归隐志未隐。

耳听八方察世态，遂以书画寄精神。

所画白莲亭亭立，花鸟山石皆寓意。

随意挥笔能传神，世称墨宝实可珍。

今来观瞻山人居，室名黍居意义深。

108. 梦与先师果斋会餐

（1991年6月4日）

梦与先师同桌餐，师捡食饼为我添。

师容衣冠严如昔，但未闻师训一言。

旁有人言修孔庙，微哂不答似等闲。

觉醒却是梦中事，莫非师生通灵感？
精神食粮更要养，切惕华外自摧残。
终日乾乾恪守正，德才不达导远难。
日前拜谒朱子祠，志道依仁会前缘。

109. 咏李白
（1991年9月10日）

李白少勇恃才华，志怀经纶治天下。
但愿一识韩荆州，惜无伯乐能相马。
仅作供奉侍君侧，歌颂升平媚淫奢。
奴颜婢膝非其志，调咏清平讽龟蛇。
阉宦嫉恶遭谪贬，两袖清风出京华。
浪迹江湖作酒仙，诗意飘逸世传佳。
赞美昧学圣贤道，转身又陷权势家。
再遭株连入囹圄，困死当涂不明察。

110. 陕西省中医药研究院文献医史研究所建所5周年题词
（1992年6月2日）

开诚布公，放胆治理。
改正劣风，革除陋习。
大展经纶，志在济世。
团结勤奋，振兴中医。
继承发扬，再接再厉。
余之殷望，百朋来锡。
放眼世界，民族自立。
寿世寿民，神圣职责。
精研医论，实践第一。
切忌空谈，勿图虚誉。
谦虚谨慎，时刻牢记。
爰撰俚词，共勉共期！

岁次壬申端阳月
关中愚叟米伯让赠言

第四章 诗词

827

111. 咏 菊

(1992 年 10 月 17 日)

其一

萧杀急兮西风起，正是黄华盛开时。

任听酷霜施残虐，残菊犹有傲霜枝。

其二

时值九月秋气高，黄菊开时人醉陶。

企慕先生门前柳，淡泊明志乐逍遥。

112. 茶外茶

常思田头瓦罐水，热渴饮之胜琼液。

瓦罐内放莎果叶，色泽淡红味香奇。

我家曾用木瓜叶，浸泡当茶另有味。

酸枣嫩叶洗蒸晒，野味芳香好茶料。

甘肃取用荆芥叶，色味异香可防疫。

黑豆炒熟熬茶水，且有营养成本低。

炒盐冲水喝盐茶，增食通便助消化。

苹果梨干能泼茶，山楂橘皮止咳茶。

竹叶荷叶和菊花，败火解毒清凉茶。

西府爱喝太白茶，蓝田世代喝梨茶。

桂圆橘饼红白糖，关中人称午时茶。

以上皆是饮茶料，陕西民间茶外茶。

113. 咏蔡伦

(1992 年 12 月 3 日，看电视剧《蔡伦造纸》有感)

古代书史确不易，文刻甲古金石器。

继有竹简漆书文，阅读搬迁不便利。

孔圣韦编曾三绝，载道之文难尽书。

文不流行民多愚，又遭秦火愤恨极。

继用丝绸成轴卷，较前竹书携带易。

东汉蔡伦才智出，精思苦索始造纸。
树皮麻草破渔网，切碎捣烂水浆濡。
纱罗过滤定薄厚，揭起晒干即成纸。
文化赖此广流通，民感其德赞其智。
纸质愈造愈精细，用途之广品类出。
代替竹书与绸卷，保障万世写书史。
利国利民人称颂，不料蔡伦遭祸事。
伦为和帝中常侍，身受残辱奉帚厕。
忠谏匡正屡犯上，忍辱终成民用纸。
上下皆悦赞才智，擢升为侯显门楣。
迨至安帝被残害，不忍耻辱饮药死。
宦官擅权极凶恶，蒙君欺下任戮夷。
常言伴君如伴虎，大祸临头悔已迟。
功成名遂身不退，必遭谤毁后嫉欺。
荣辱面前多警惕，邀功私欲不可溢。
蔡伦造纸功应赞，引以为鉴戒奢欲。
今人不知造纸苦，随意抛弃不珍惜。
几经改进纸始成，劳心劳力凝于一。
吾辈浪费不贡献，愧对纸工劳动力。

114. 乙亥仲冬观盆中绿菊等有感

时至隆冬，观盆中绿菊不衰，故吟诗一首，以舒菊、兰、松柏、梅、竹、莲、石之志。

其一　咏菊
时至冬至降寒霜，草木零落实可伤。
惟有残菊傲骨立，虽栽泥盆独自芳。

其二　咏兰
兰叶经冬色仍青，花放时夏自清香。
若在山谷更葳蕤，不恃不求君子风。

其三　咏松柏
园中桃杏艳一时，牡丹自显富贵极。

此花早发旋先灭，惟有松柏含晚翠。
松柏因有古人心，其诚无伪亭亭立。
富贵不淫贫贱乐，宁折不弯是本质。
不似弱柳随风舞，轻薄桃花随水流。
天生此材有大用，为人建屋作柱梁。
夏代用松殷用柏，又有君王供庙堂。
逝者选柏作棺木，保护尸体寿命长。
实而不虚青常在，久经考验世传芳。
吾人能学松柏心，受人尊重民不忘。

其四　咏梅

梅至寒冬始开放，耐人寻味其中香。
其香不同脂粉气，洁身自爱孤山上。
白雪明月相辉映，若遇严寒更吐芳。
隐居不仕林独青，种梅养鹤神自爽。

其五　咏竹

竹生地中有气节，出土千竿枝万叶。
绿竹漪漪亭亭立，始生几节终几节。
吾人若能得其性，士穷方能见贞烈。
其节不改君子性，苏武牧羊十九载。

其六　咏莲

莲之生性本清白，种植生长污泥中。
中通外直亭亭立，花开红白春天容。
荷叶接天无穷碧，藕断丝白如霜凝。
出于污泥不染污，表里如一兴圣园。
人能学得莲之性，清香四溢人皆敬。
穷理正心先修身，心正身修方治人。
言行不一谁可信？自欺欺人害自身。
莲为花中最高品，花叶子莲皆养人。

其七　咏石

磐石之大可为山，草木生之可物藏。
禽兽居之宝藏兴，货财繁殖更弥彰。

山岳皆为不断积，江河洪流作砥柱。

石性忠诚最顽固，毫无虚伪自私意。

我愿学石之本性，能保我心永诚实。

不怕世间伪君子，敢在石前弄鬼机。

虚伪内藏私欲心，谎言欺人是自欺。

人若时刻戒自私，于心无愧死安息。

人若自私作虚伪，中流砥柱自家休。

己若虚伪人亦伪，自欺欺人昧天理。

若不制止私心欲，欺人自欺无已时。

私心若能胜公心，泛滥成灾又害世。

公心若能胜私心，国泰民安家和顺。

115.《吕炳奎文集》题词
（1993年4月5日）

公虽从政，志在轩岐。存心济世，不遗余力。

甘辅郭老，和衷共济。风雨同舟，发扬国医。

坚持政策，据理争议。忍怨攘诟，团结中西。

中医事业，已树丰碑。公之为政，我略知悉。

清廉慎勤，尽责尽职。卫道干城，中流砥柱。

老病离休，壮志不息。光明函授，普育学子。

杏林春暖，生生不已。公之行述，流芳百世。

医德政绩，彪炳国史。大著公世，医林共期。

嘉惠后学，必受启迪。良相良医，当之无愧。

　　　余撰俚词，谨表菲意。

敬祝吕炳奎同志大著文集公世纪念
关中愚叟石斋米伯让谨撰

116. 岁腊感怀
（1994年）

生我时逢三世乱，国耻国难接踵连。

凤遭悯凶苦伶仃，道路坎坷痛哀怜。

痛哀怜！痛哀怜！满腹苦哀向谁言？

天公忽然将我唤，士志任重而道远。

应有顶天立地志，继往开来立人间。

历看贤杰勋业著，化痛为力意志坚。

摒除私欲弃杂念，披荆斩棘奋勇前。

他山之石攻我错，财富私有如燎烟。

人生在世气节重，力为国家做贡献。

进思尽忠退补过，用之则行舍则藏。

所业虽微亦非易，修身治家最为难。

不料岁月不与我，转瞬衰朽近残年。

微躯虽衰志未衰，退居闲处省内愆。

病苦艰难寻常有，展望未来乐无边。

天下为公必有日，世界大同定实现。

解放人类我企望，历史发展势必然。

静观世界风云变，老当益壮穷且坚。

乱极必治是定律，穷理反身正己先。

大地回春冰霜少，人人喜盼艳阳天。

喜望工农大发展，足食足兵民信焉。

我国地广矿藏多，开发资源民富先。

精神文明当务急，德治礼治法制兼。

减刑罚！薄税敛！勤劳节俭教育先。

德育首重在家庭，学校社会文艺关。

德才兼备贤杰多，何惧邪风助狂澜？

管仲治齐教四维，礼义廉耻功效彰。

全国解放三十年，社会安定无邪乱。

公赞我党政策好，领导英明民信坚。

吾人生在今之世，史鉴人鉴何不鉴？

己而不正焉正人，子帅以正谁岂敢？

各级领导能如此，治理建设定可观。

三五年内见成效，中华文明耀宇寰！

关中愚叟石斋撰

117. 咏刘志丹

(1994 年)

志丹丹心为国民，舍生取义称忠贞。

转战杀敌身先死，每念心伤血泪泣。

不知子女作何想，而今世事非昔比。

希望觉悟继先志，力挽狂澜志勿移。

你我尚有师友谊，为撰俚词表心志。

118. 话端阳

(1995 年)

年年有五月，岁岁遇端阳。

今岁端阳冷，没有往年热。

屈原投汨罗，爱国尽孤忠。

人民爱屈原，黍角投江中。

欲使鱼吃饱，勿伤屈原身。

门前插蒲剑，采艾簪发鬓。

蒲剑除奸邪，艾赞清白人。

更有雄黄酒，杀菌辟邪秽。

时过两千年，民未忘此心。

以食尽心意，纪念屈忠魂。

节日教子女，应树爱国心。

忠国严职守，要做真正人。

119. 赞革命无名英雄华子良

(1995 年冬)

无名英雄华子良，不愧为人是豪强。

为国为民求解放，身受委屈佯哑狂。

红岩村里掩护党，不亚豫让称忠良。

舍己为国做贡献，革命英雄民不忘。

120. 赞国士豫让为国复仇

（1995 年冬）

古有豫让报国仇，漆身为疠佯哑狂。

隐姓埋名十载余，终于复仇自刎亡。

赤桥留下豫让血，忠贞不渝世传芳。

后世赞豫为国士，志在为国人颂扬。

121. 念奴娇·天水西来

（1996 年春，和苏轼"大江东去"）

天水西来，养育了万世中华儿女，遥望北边敌垒，人道是秦皇所筑长城。敌石垒空，惊人空望蜿蜒如长蛇行万里，东起山海，西至嘉峪，劳民伤财，耗尽万民血，割断我兄弟民族团结，江山仍如旧，未料民怨沸腾，逼出多少豪杰。

追溯秦皇当年，西筑阿房藏娇，任意淫奢；南修五岭，提防荆蛮；东填大海，欲求长生；北筑长城，欲防胡夷；吞灭六国，称霸一世。囚母杀子，车裂假父，囊扑二弟，惨无人道！钳制人言，焚书坑儒。酷刑苛政，杀人如麻，自称为始皇帝。谈笑间，二世胡亥被弑，子婴捧玺投降，楚火一炬，人烟尽灭秦都楚宫，神情犹梦！惟恨我华发早白，人生暂短，能为人民做哪些有益事业？尽到人生职责，无愧立身天地，无愧父母，方称豪杰！

石斋吟草

122. 咏芭蕉叶扇

（1996 年 8 月）

手握棕榈叶，摇动祛风热。

即有污秽气，扇动能除邪。

人云芭蕉叶，无稽之传说。

此扇棕榈作，并非芭蕉叶。

为何名称错？想象形之说。

蕉叶性脆弱，怎能挡风烈？

棕叶性强劲，摇动力除热。

可以驱蚊蝇，还可除邪秽。

能遮烈日晒，雨露也不怯。

此扇多功能，雅俗皆喜悦。

123. 自 咏

（1996 年夏）

志作世间真正人，慎思一生恐失真。

言行守信如履冰，只有殁后了吾心。

124. 读《中华魂》有感

（1998 年）

延安精神中华魂，应急号召喻全民。

千万莫当口头颂，关系国危民亡存。

解放人类是民意，万众一心心同天。

如此牺牲多壮志，血流成河骨堆山。

英勇就义屠刀下，临危不惧不屈降。

自力更生民无怨，勤俭建国志如山。

军心民心同一心，吊民伐罪令民赞。

除暴安良民欢庆，谁能不盼太平年？

回忆全国解放时，箪食壶浆迎红军。

振臂高呼共产党，万军感德泪满眶。

国富民强合民意，组织观念非常强。

中国有了共产党，亿万人民得解放。

中共代表全民心，赶走蒋匪横征敛。

解放民族如倒悬，驱逐列强史无先。

中华民族有志气，五星红旗世界插。

志士仁人心欢腾，热泪盈眶洒前胸。

妇女夜缝厚鞋底，男子烙馍送干粮。

担架送来又送往，为了亲人抢救伤。

村上来了共产党，人民无惧敢倡言。

不像见了国民党，人民畏惧不敢前。
苛捐杂税首先免，万众欢腾皆喜欢。
不拿民众一针线，秋毫无犯民即安。
官吏衙门皆清水，无有一人敢私贪。
路不拾遗夜无盗，单身夜行很平安。
贪污受贿少未闻，即有受贿法不容。
无有一人敢欺诈，只有忠诚为国家。
全心全意只为公，未闻私人敛民财。
苦干实干加巧干，日夜苦干心亦甘。
而今有些领导话，关心国事只等闲。
模棱两可乱推托，首保自己欺愚民。
当初革命豪情大，而今为何志消沉？
为人必须慎始终，有始无终枉为人。
无非名利熏心脑，愧对先烈和人民。
我闻此言心痛酸，难道我党腐败完？
中华儿女多英志，中流砥柱可回天。
人人若能做回顾，爱国爱党志向坚。

125. 戊寅年春节有感
（1998 年 1 月 27 日）

律回岁晚冰霜少，春到人间草木知。
斗转星移世事变，立做人豪永不移。
虽病老卧不能起，精神未改志不移。
各种痛苦能接受，存吾慎事殁吾宁。

农历腊月 30 日晚口述记录诗稿。

第五章　年　谱

米伯让，原名锡礼，字和亭，晚号石斋。祖籍陕西省泾阳县蒋路乡徐家岩村，公元 1919 年 4 月 5 日（农历二月二十二日）生于甘肃省张掖县。其父米秉贞公业商。

1925 年（6 岁）

在张掖陕西会馆私塾读书。

1928 年（9 岁）

考入张掖高等小学校。因甘肃地震及回汉军阀混战而停课。嗣后，局势平静又复课。

1930 年（11 岁）

母丧。回汉军阀混战而辍学，随秉贞公避难于武威，在武威私塾读书两月，后又返张掖回校复课。不久，军阀重新开战，再次辍学。

1932 年（13 岁）

在甘肃张掖医学宫读书二年，受业于曹学禹、李逢源、陈守忠等老师。

1934 年（15 岁）

因对习商无兴趣，立志在家自学读书（自额书室为"凌云书屋"）。目睹当时社会腐败，吸食鸦片成风，造成严重的社会问题，便加入"理善劝戒烟酒会"，为会员。

1936 年（17 岁）

随父搬运亡母灵柩回陕西故里，母葬后，当年因求学投考未遂，欲有所为，独自出游上海、南京、安徽、河南等地，自谋生业，并以广见闻，后困于郑州，遂寄居于"理善劝戒烟酒会"理事会做勤杂工。

1937 年（18 岁）

①父病，迁居三原县医病，因多方求医服药无效，他以厨刀砍断左

手食指入药，赤背跪拜三昼夜，祈祷神灵保佑，均无效而殁，遂发愤学医，立志济世，受业于三原李新甫先生，并随师应诊。

②购买木材作棺材多口，广施穷苦无力安葬者，并出资聘请医生在三原善堂免费为穷苦人诊病，施舍药物。

1939 年（20 岁）

①因继母病又迁居西安求医，同时仍自修中医，开始应诊。

②遵秉贞公遗嘱，倡议修甘肃省定西县王公桥，捐款 2000 元（占修桥费用 2/5）。并上书甘肃省政府，请求敦促当地县政府尽快完成修桥之事。甘肃省政府主席谷正伦寄亲笔题写"乐善好施"四个大字的褒奖状及信函。王公桥竣工后，定西县派地方绅士骆子政先生持县政府褒奖来西安致谢，并云已在桥头树碑刻石，以永志捐资修桥之事。

1940 年（21 岁）

赴泾阳县清麓正谊书院，师事张果斋、赵玉玺诸先生攻读经史。一日，果斋先生讲解《大学·礼运》："大道之行也，天下为公"及"泰伯让国"之事，他心有所悟，夜间辗转思考，翌日告假回故里，将祖田祖业分送给穷苦人家，并更名伯让，以明心志。

1941 年（22 岁）

①在西安、泾阳一带行医。

②在西安书肆见黄竹斋先生所著《伤寒杂病论集注》一书，思慕其人，经友人陈子怡先生（著名古学家）引荐，赴长安拜竹斋先生为师，致力于伤寒、针灸的研究。

1943 年（24 岁）

①参加陕西省卫生处组织的中医考试，获及格证书。后卫生处呈国民党考试院审核，该院发给合格证及国民党卫生部颁发的中医师证书（编者据《西京日报》载，当时西安参考者 60 人，仅米氏与成友仁 2 人获此证书）。

②加入西安红十字会。为了抢救抗日的伤病员，向西安红十字会捐款 500 元。

③向西安慈善团体捐款500元，以救济从沦陷区逃来的难民。

④向泾阳县冶峪乡下河村首建完全小学捐款200元。

⑤为向难民施舍小米，给西安"理善劝戒烟酒会"捐款200元。

1944年（25岁）

①为了致力于祖国医学的研究和不满腐败的社会现实，毅然变卖了西安家产，随黄竹斋先生去长安少陵塬筑窑洞隐居，协助竹斋先生整理校印了《伤寒杂病论会通》《难经会通》《周易会通》《道德经会通》《孙真人传》《医学源流歌》等著作。

②编写了《针灸经穴治疗歌诀汇编》《白喉证治辑要》《痢疾证治辑要》《湿温证治辑要》《鼠疫证治辑要》《本经药物研究类编》（此书未完稿）等书。

③应聘为长安县第一中学校医兼生理卫生课教员。

1946年（27岁）

同竹斋先生一起赴秦岭太白山等地考察中药资源，采集标本，并访太白山孙思邈遗迹。

1947年（28岁）

陕西中医界和社会各界公推黄竹斋先生同他筹办陕西中医专科学校（黄氏任校长，米氏任理事）。自筹资金，自印教材，虽获社会各方人士支持，终因政府当局排斥中医，中途夭折。

1950年（31岁）

应邀在泾阳县云阳镇行医，时值抗美援朝开始，国家号召医务人员以实际行动支援前线，他第一个报名响应，并带头将每月初一、十五两日诊费收入捐献抗美援朝，此举受到当地政府芦景侠区长在动员大会上的表扬。

1953年（34岁）

中央卫生部经西北军政委员会卫生部委托黄竹斋先生审阅《中华药典》，竹斋先生嘱托米完成此项任务。2人共同认为这部名为《中华药典》，但收入中药甚少，名实不符，并将他们的意见呈上。

1954 年（35 岁）

①与竹斋先生一起应聘在西北医学院（现西安交通大学医学院）工作，并创建了该校中医科，任主治医师、讲师。这是我国中医首批被聘入西医院校承担教学和医疗工作，《陕西日报》头版登载了这条消息。

②为供针灸教学，设计经络针灸人体大型模型一具，由西北医学院教材供应科阎文斗同志制造。

③年底，组织上要为他提一级工资，得知后他主动找领导说："论贡献应该给我的老师黄竹斋先生提一级工资，而我的贡献太小了"。他终于说服了领导。

1955 年（36 岁）

患肝硬化病在家疗养，其间撰写了《古琴传习录》三卷（已佚）、《气功疗养汇编》一卷。

1956 年（37 岁）

组织上又要给他提一级工资，他再一次推辞让给工资低的同志。

1958 年（39 岁）

①在校党委领导下，首次举办西医脱产学习中医班（截至 1960 年共 3 期），并任专职指导教师，负责教学工作，为培养我国第一代西医学习中医骨干师资力量做出了贡献。

②荣获西北医学院先进工作者称号。

1959 年（40 岁）

①黄龙、黄陵等地克山病流行，他请求组织批准，深入疫区，运用中医药防治克山病，撰写《中医对克山病的认识和防治》一文，提出了克山病之病因是由于饮食劳倦，不服水土以及内伤脾胃，中气不足，进而累及心脏，结合疫区独特的外因所构成的一种地区性的慢性虚衰疾患，属于中医虚劳内伤病范畴。创造性的用大炷艾灸疗法和姜黄汤、硫黄散、正阳散治疗急型克山病合并休克，其疗效肯定，为本病抢救工作提供了一个重要的辅助疗法（后又在多年实践的基础上总结经验，撰成《中医对克山病的认识和防治》一册，曾在全国第一次克山病会议上宣读交流）。

②应邀赴耀县、永寿、延安等地，向当地医务工作者做有关克山病的专题报告。

③为供中医诊断学教学之需，设计研究中医舌诊模型一套，由西北医学院教材供应科阎文斗同志制造。

④任西北医学院附属医院中医教研室主任。

⑤荣获西北医学院先进工作者称号。

⑥在西北医学院附属医院内科设病床20张，与现西安交通大学医学院二附院内科教授王世臣、丁汉伦合作观察泌尿、消化系统疾病，疗效显著。通过分析研究，撰写了《中医对肾炎辨证论治的简介》等论文。

⑦应邀为陈毅副总理诊病，由西北医学院李广涛书记陪同（在场陪同的某副厅长指示米所开的处方中必须加人参一味，他依据病情，坚决反对，决不屈从，尽到一个医生应尽的职责）。陈毅副总理病愈后，设便宴招待，有姬鹏飞、廖承志副外长，陕西省李启明省长作陪。席间，陈毅赞扬中国医药神妙，鼓励继承发扬，为世界人民造福，并嘱给他再多开几付中药，以便带到国外去服。还交谈了中西医结合等问题。

1960 年（41 岁）

①被推选为全国教育和文化、卫生、体育、新闻等方面社会主义建设先进工作者代表，应周恩来总理之邀在人民大会堂参加宴会。

②荣获西安医学院先进工作者称号。

③出席省文教群英会，陕西省人民委员会授予文教卫生先进工作者称号。

④陕西省人民委员会授予红旗手称号。

⑤为培养西安医学院中医教研组师资骨干力量，制定了学习中医6年计划书。

1961 年（42 岁）

①再次应邀为陈毅副总理诊病，由陕西省委书记张德生、卫生厅厅长李经纶、西安医学院书记王维琪陪同，蔡兰卿医师随陪。

②组织上要晋升他为副教授，并送来晋升表让他填写，对此他以才学浅、贡献小为由，婉言谢绝。曾任陕西省卫生厅副厅长的雷自申同志

第五章 年谱

当时办理此事。

③亲往临潼县南陈村调查秦越人扁鹊墓遗址,后向省委书记赵守一、卫生厅李经纶厅长汇报,建议维修该墓,以供后人纪念瞻仰这位伟大的医学家。

1962 年 (43 岁)

①带领西安医学院 3 期西医脱产学习中医班学员赴江苏、浙江两省参观学习,并在南京应邀会诊。

②任西安医学院学术委员会委员。

③为《辞海》一书有关中医条目部分审稿。

1963 年 (44 岁)

①为了给中医治疗急性传染病闯出一条路子,当闻知汉中地区钩体病疫情严重时,他坚决请求组织批准,带领医学院医疗队深入疫区,克服重重人为的阻力,运用中医中药防治,疗效显著,收治 657 例,治愈率为 99.92%。首次提出钩端螺旋体病分为伏暑、湿温、温燥、温黄、温毒、暑痉 6 种证型,并认为本病具有热淫所胜、伤津耗阴之特点。在治疗中他始终把握"存津液,保胃气"和扶正祛邪这一中心环节,使高烧多日的患者不需输液,而临床无脱水现象。他综合运用六经、三焦、卫气营血诸辨证纲领,提出一整套完整有效的辨证施治规律,卓有成效地指导着临床实践,打破了世俗认为中医不能治疗急性传染病的偏见。这件事在全国反响很大,受到卫生部领导的重视和表彰,《光明日报》《健康报》《人民日报》等报社记者纷纷采访,并予以报道。同时,他还为汉中地区制定了《中医防治钩体病方案》,还应汉中地区邀请,举办中医防治钩体病的学习班,为当地培养防治人员。后经 6 年反复实践,系统地进行总结,撰写出《中医对钩端螺旋体病的认识和防治》一册,其后在中华全国中医学会成立大会上交流与宣读,1986 年由人民卫生出版社汇编出版。

②参加在北京召开的全国医院工作会议。在会上他提出了"加强和改进对中医工作的 13 条建议",引起了强烈的反响。

③应南京市委之邀,去南京为该市领导诊病月余。

④荣获西安医学院社会主义建设先进工作者称号。

⑤中共陕西省委员会、陕西省人民委员会授予先进工作者称号。

⑥请求参加社会主义公学读书会的学习，认真通读了《毛泽东选集》三卷。

1964年（45岁）

①陕西周至县终南地区流行性出血热疫情严重，他请求组织批准，带领医疗队深入疫区，运用中医中药进行防治，取得了显著疗效。他首次提出该病的中医病名为"温毒发斑夹肾虚病"，指出了卫分证（发热期）的治疗是防止以后各期出现被动局面和提高治愈率的关键。根据观察本病发热期将退时即出现休克期的转化特点，提出用银翘散加党参、杭芍、升麻、葛根作为治疗本病发热期和预防休克期的主方。经临床验证，这一疗法确有热退而未出现休克和越期而愈之显著效果。他归纳本病痉厥证的临床证型有火郁血实热厥证、气脱血瘀寒厥亡阳证、肝风内扰呃逆证等7种，证实本病不仅反映有热厥证，且有寒厥证。指出治疗本病厥证时应特别注意"热病寒厥"证治，充实了本病厥证的内容，发展了痉厥证的辨证论治，提出了一整套系统的、有效的防治方案。关于寒温之争，他认为"伤寒与温病都有广义和狭义之分，两者是一脉相承，承先启后，各有创新"。后又总结历年实践经验，撰写了《中医对流行性出血热的认识和防治》一册，1986年由人民卫生出版社汇编出版。

②应邀在周至、兴平、武功等县做关于流行性出血热的专题报告。

③被聘任为国家科委中医中药组成员（编者据有关资料记载，聘书由聂荣臻元帅签署，北方十余省市，仅北京、天津、辽宁、陕西4省有专家被聘，陕西仅米氏一人被聘为该组组员）。

④应邀在北京科学会堂做"中医对钩端螺旋体病的防治"学术报告，同时又受中国农业科学院的邀请，再一次作有关该病的报告，与会代表称赞中医治疗钩体病是群众欢迎的普、简、验、廉的好方法。

⑤卫生部郭子化副部长、中医司林司长来西安召开中医工作座谈会，他在会上深刻的发言，受到领导和与会代表的称赞。

⑥亲往南阳再次拜谒医圣张仲景祠墓，进行实地考察，拍摄庙祠正门、张仲景墓、张仲景故里碑等照片8张，并与当地名老中医、卫生局

领导同志就黄竹斋先生发现的张仲景《伤寒杂病论》第十二稿的经过进行座谈，同时还为当地靳岗中医学校作了学术报告。

1965 年（46 岁）

①卫生部郭子化副部长再次来陕，与陕西省委书记赵守一、省文卫办主任魏明中、省卫生厅厅长李经纶一同召见他，征询对陕西中医事业发展和建立西北五省中医科研基地的意见。

②被选为中华医学会陕西分会常务理事。

③撰写《中医对 94 例钩体病的防治》一文发表于《中医杂志》1965 年第 8 期，并将所得稿酬 100 余元全部捐献灾区。

1966 年（47 岁）

①被选为陕西省医学科学委员会委员。

②年初调入陕西省中医研究所任所长。

③赴陕北米脂县了解疫情和中医研究所医疗队工作情况。

④赴永寿地区组织医疗队防治克山病、大骨节病，撰写《中医对大骨节病的认识和防治意见》和《中医常见病治疗歌诀》。

⑤组织带领医疗队赴陕南勉县防治钩体病与流行性乙型脑炎，撰写了《中医对流行性乙型脑炎的防治》。

⑥赴户县防治调查痒夏病，撰写了"中医对痒夏病的防治"。

⑦赴岐山 523 厂防治调查传染性肝炎流行情况，撰写了"中医对传染性肝炎、肝硬化的认识和防治"。

1967 年（48 岁）

①先后接待了瑞士医学代表团、法国医生马丁及夫人一行、老挝医学代表团、西德医学代表团、朝鲜医学代表团，与外宾就中医的应用和发展进行了广泛的学术交流。

②提出在山楂酊中提取有效成分以代替洋地黄，用于防治克山病，提出将银翘散制成冲剂作临床疗效观察。

1968 年（49 岁）

他被扣上了"反动学术权威""黑所长"帽子而靠边站。由于他刚刚到任，时间短，侧重业务而少于人事，故后又被安排作一般医生的工作。自此复职期间，进行了大量的门诊、病房、会诊、下乡、讲学、答复患者来信等一线工作，收到了许多患者的感谢信和表扬信。

1971 年（52 岁）

被派去负责本所内科工作。其间一直坚持每周写工作总结材料，并在每周一晨会上宣读（1970 年、1973 年、1974 年先后荣获本单位先进工作者称号）。

1973 年（54 岁）

组织上要为他提升一级工资，他写报告，坚决请求转让给工资低的同志享受。

1974 年（55 岁）

①加入中国共产党。

②应西安市卫生局邀请，任西安市西医离职学习中医班的指导教师，并做了有关的学术讲座。他在讲授"病机十九条"时，推崇刘完素补入的"诸涩枯涸，干劲皴揭，皆属于燥"一条，指出刘氏开拓了《内经》病机学说之范畴。他强调不应再沿袭十九条之旧说，应改称为"病机二十条"。

1975 年（56 岁）

①先后接待了朝鲜针麻考察团、日本医学代表团来访，就中医、针灸方面的问题进行了交流。

②数学家华罗庚来陕传授优选法期间，华罗庚请他诊病，两人共同探讨中医学的优选法，他提出中医的优选法"辨证求因、审因立法、分清主次、依法定方"16 字，华非常赞同。

③赴凤翔石落务大队防治群发性末梢神经炎。

④赴兴平地区防治流行性出血热。

1976 年（57 岁）

①被选为中国人民对外友好协会陕西分会理事。

②为陕西省军区举办的西学中班、第四军医大学举办的中医提高班作专题学术讲座。

1977 年（58 岁）

被选为陕西省五届人大代表，向省人大常委会提出"关于陕西省中医药研究院由省科委和省卫生局双重领导"的建议。

1978 年（59 岁）

①被选举为全国医药卫生科学大会代表，应邀入主席台就座（编者据悉：我省代表团仅米氏与侯宗濂教授2人应邀入主席台就座）。

②被选为陕西省科学大会代表。

③被选为陕西省医药卫生科学大会代表。

④荣获陕西省中医研究所先进工作者称号。

⑤针对国家计量改革，他向卫生部中医司及国家计量局呈书，认为1钱换算为3克是不符合中药计量历史沿革的实际情况。据他考证，1钱应换算为3.731 25克，为简便使用，一钱应换算为3.5克。国家计量局复函中医司，认为应该对他的意见给予重视和研究。

1979 年（60 岁）

①被选为中华全国中医学会第一届常务理事。

②被选为中华全国中医学会陕西分会副会长。

③被聘为陕西科委顾问组顾问。

④恢复陕西省中医研究所所长职务。

⑤被聘为陕西省医学科研基地建设协调委员会顾问。

⑥被聘为《陕西新医药》杂志副总编辑。

⑦受卫生部特邀，参加"中西医结合问题座谈会"，就中医政策、医疗、教学、科研、古籍文献整理及中西医结合等方面提出13条建议，做大会发言，引起强烈反响，大会秘书处将其发言整理成专题《简报》（第14期）印行分发。

⑧被评为陕西省卫生局先进个人标兵。

⑨为中国科学院张稼夫诊病（由卫生厅李经纶厅长陪同），张病愈后回山西，托中国科学院陕西分院崔哲同志表示感谢，并说病已痊愈。

1980 年（61 岁）

①再次被聘为国家科委中医专业组成员。

②出席中国科协第二次全国代表大会，并当选为委员。

③被聘为《中医辞典》顾问。

④被聘为陕西省卫生局医药卫生科学技术顾问。

⑤任《陕西中医》杂志副总编辑。

⑥受卫生部特邀，参加"全国中医、中西医结合工作会议"，做了"关于中医政策问题的意见"的大会发言，大会秘书处将发言稿作为专题《简报》（第七期）印行分发。

⑦主持重印白云阁藏本木刻版《伤寒杂病论》第十二稿及黄竹斋先生《医事丛刊》共200部，分发赠送给全国各地医学院图书馆、医疗及科研单位和一些国外学术团体，日本一些汉医专家对此书颇为珍视（见国外报道）。

⑧被聘为中国中西医结合研究会陕西分会顾问。

⑨接待以矢数道明先生为首的日本东洋医学代表团，并进行了学术交流。

⑩被陕西省出版事业管理局聘为"医学书籍评奖委员会"委员。

⑪参加云南全国中医理论整理规划会议期间，与10位老中医提倡发起成立"全国仲景学说研究会"。

⑫应邀参加卫生部在泰安召开的中医古籍整理出版会议，被聘为出版委员会顾问。

⑬为陕西省中医研究所扩建为陕西省中医药研究院，同何愻同志（中研所党委书记）赴北京与卫生部领导共商事宜（具体与季宗权副部长、吕炳奎等有关司长进行商谈，得到吕司长的大力支持协助，一起去找国家经委基建处王鸿处长商谈，王处长表示支持扩建，并说："只要批一个，首先就考虑陕西。"同时考虑到国家困难，暂以500万元指标陆续下达，此项工程为地方项目，指标以外款项由地方解决）。

⑭主持校刊重印黄竹斋先生所撰《伤寒杂病论会通》十六卷、《难经会通》、白云阁藏本《难经》《三阴三阳提纲》《医圣张仲景传》《孙思邈传》。撰写了《〈伤寒杂病论〉分合隐现之简介》《浅谈治疗急性病之我见》《中医剂量沿革与中药剂改之我见》《浅谈二十八脉的主病与说明》《简介经络学说的概念和认识》《〈素问〉病机十九条初探》《十二经气血多少之探讨》等论文。

⑮省科委召集顾问组成员讨论陕西省委《关于加强科学技术工作若

干问题的决议》文件，他提出"中西医药防病治病关键问题的研究"应列入决议中，及"提高科技人员待遇、科技干部管理、培训和科研基地建设"等问题的建议。

1981年（62岁）

①被聘为国家卫生部医学科学委员会委员。

②被任命为陕西省中医药研究院临时领导小组组长和临时党委委员、院学术委员会主任委员等职务。

③再次向省委呈请要求维修临潼县东周伟大医学科学家秦越人扁鹊墓及纪念馆的报告。

④复中央卫生部中医局调查提纲书。

⑤应日本藤田六郎、矢数道明先生邀请，为日本汉医界在金泽市给《皇汉医学》作者汤本求真先生立显彰碑而撰写纪念文章，并赋诗一首，见日本《汤本求真显彰集》。

⑥被推选为陕西省科协第二届委员会常务委员。

⑦为了推动仲景学说的研究工作，二十多年来，他将其师交给的《伤寒杂病论》第十二稿木刻版两箱、《医事丛刊》木刻版一箱辗转保存，使其在十年浩劫期间幸免厄运。在西安医学院图书馆保存期间，不幸遗失3页书版，他自付250元，补刻齐全。他认为这3页木版是他负责完成其师嘱托过程中丢失的，理应由他付款补刻。遵其师遗嘱，同年12月，将刻版完整无缺地送往南阳医圣祠珍藏，受到河南省市领导的热烈欢迎，举行隆重接版仪式，并赠他一面锦旗，以示表彰。中央新闻电影制片厂为此录制电影，进行公映。当地电台及《人民日报》等多家媒体对此进行广泛报道。

⑧应邀参加张仲景研究会成立暨首届学术交流会，会上做了"关于《伤寒论》分合隐现"的学术报告。会议期间，曾手书黄竹斋先生《祝告医圣文》，并题词"仁术教泽，功被万世"，均被刻之碑石，立于仲景祠内。同时被聘为南阳张仲景研究会名誉会长。

⑨应北京中医研究院研究生部主任方药中教授之邀，为该部研究生做关于《内经》"七大论"的学术讲座，因病未能成行。

⑩在陕西省常宁宫疗养治病，仍担任院内部分工作和大量社会活动

及学术研究任务。在此期间，卫生部崔月犁部长来陕后到疗养院探望，并交谈了陕西中医药工作的发展问题。卫生部计财司刘美亭司长去常宁宫疗养院探望，并与他交谈中研院科研经费问题。陕西省委书记马文瑞去看望他，并交谈了陕西省中医药研究院的建院方向等一系列问题。其间为我省的法国友人里珊代女士诊治哮喘病，效果良好。

⑪被聘为《中国医学百科全书》编委会委员，同时参加该编委会在武昌召开的第一次会议。

1982 年（63 岁）

①陕西省人民政府授予劳动模范称号。

②被选为中国科协自然科学专门委员会会员。

③参加在长春召开的第二届全国中医理论整理研究会，并被推选为该会委员。

④应邀参加新疆中医学会、民族医学会、中西医结合学会年会，并受赠维吾尔族花帽一顶。会后，卫生厅维吾尔族厅长易克沙江邀其到自己家中，以维吾尔族礼节宴请，并赠维吾尔族医学书籍数部。同时受到乌鲁木齐市中医医院、学校、医学院中医科的热烈欢迎，并应邀做了学术报告。

⑤同年3月，被陕西省卫生局聘为陕西省卫生技术干部职称评定委员会委员。

⑥同年7月，被陕西省卫生局聘为陕西省卫生技术干部职称评定委员会中医内、妇、儿专业考核组组长。

⑦应邀赴日讲学，因日本文部省为其侵华罪行翻案，把"侵略"我国说成"进入"，他出于义愤，拒绝赴日讲学。

⑧被陕西省人民政府聘任为陕西省地方志编纂委员会委员，不久，省委陈元方书记来家交谈编纂《陕西省地方志》的有关问题。

⑨被陕西省卫生局聘为《陕西中药志》编辑委员会主任委员，并提出对编纂《陕西中药志》的几点建议。

⑩带病赴北京卫生部，与季宗权副部长、吕炳奎司长商谈陕西省中医药研究院基建经费应戴帽下达问题。

⑪与省计委主任张斌、科教部部长赵长河在京西宾馆商谈中医药研

究院基建经费问题，同时又去中央经委商谈，经委同意本年度给拨款150万元。

⑫与何崟同志一起向省委章泽书记汇报在京商谈省中医药研究院基建经费情况，请求省委重视支持。当时章泽书记说："你（米伯让）去北京能将钱要回，这是很难得的。你这次去很有收获，关于地方项目的建设问题，我们可以研究。"

⑬向院党委呈辞职让贤，免去院临时领导小组组长职务以利工作的报告。

⑭向中华全国中医学会呈辞去常务理事的报告。

⑮向中华全国中医学会陕西分会呈辞去副会长的报告。

⑯被推选为中华医史学会陕西分会名誉主任委员。

1983年（64岁）

①应聘参加广西电子计算机中医诊疗程序鉴定会，并被选为领导小组副组长。又应广西中医学院聘请，作"如何学习中医"的报告。路经湖南，应湖南省中医研究所邀请，为研究生班作"学医为何？为何学医？"的报告。

②应日本矢数道明先生之嘱托，为纪念大冢敬节先生逝世一周年写悼词和挽联。挽联云："念君昔未参与侵华活动是为善行我方敬挽，仰尊尚有志钻研汉医继承炎黄芳名可嘉。"

③省中医药研究院东大楼基建3层，缺乏经费，同院临时党委副书记王志义、何崟去见张斌副省长，请求补发经费，完成东大楼基建任务，省政府旋即拨款150万元。

④应邀参加陕西省直卫生系统从医40年以上的医药卫生人员纪念会。

1984年（65岁）

①向省委呈请维修眉县唐代伟大医学科学家王焘墓及纪念馆报告。

②被任命为陕西省中医药研究院名誉院长、院学术委员会名誉主任委员。

③应省委、省政府、市委、市政府之邀，参加西安各界庆祝中华人民共和国成立35周年大会。

1985 年（66 岁）

①被聘为中国国际文化交流中心陕西分会理事。

②被推选为中华全国中医学会第二届理事。

③被聘为光明中医函授大学顾问和陕西分校顾问。

④被聘为张仲景国医大学名誉教授、顾问。

⑤被聘为中华药王山孙思邈研究社学术顾问委员会副主任委员。

⑥被聘为西京中医药科技开发研究会顾问。

⑦被聘为陕西省老年保健工作者协会筹备委员会顾问。

⑧被聘为《陕西省名老中医经验荟萃》编委会主任委员。

⑨被聘为陕西省政协医药组成员。

⑩抱病参加陕西省振兴中医大会。

⑪再次被选为中华全国中医学会陕西分会副会长。

1986 年（67 岁）

①呈陕西省委书记白纪年同志《关于开展如何振兴陕西中医，加强中医药研究院工作的建议书》（约万言）。

②面对社会上医风医德出现滑坡的趋势，向铜川市政协捐款 160 元，建议在药王山为孙思邈立医德纪念碑，并建议召开孙思邈医德学术思想研讨会。

③被聘为《陕西省卫生志》编委会顾问。

④任省科协第二届常务委员届满，省科协授予荣誉证书，表彰在这期间所做的贡献。

⑤省政协医药卫生组、西京中医药科技开发研究会授予义诊荣誉证书。

⑥应省对外友协之邀，在西安市土金章副市长陪同下，与葡萄牙公爵交谈中医药问题。

⑦与陕西省部分科技界人士在陕西宾馆受到彭真委员长的接见。

⑧河南张仲景国医大学校长赵清理来陕，征询关于创办张仲景国医大学的意见。

⑨抱病同省中医药研究院新领导班子成员（韩纪宗、张庚午副院长）去北京向卫生部汇报工作，同时与崔月梨部长、胡熙明副部长、吕

炳奎司长核实原下达给陕西省中医药研究院基建经费数字。又应光明中医函大邀请，参加开学典礼。又专访劳动人事部赵守一部长，赵部长对陕西省中医药研究院的工作作了建议，并表示将向卫生部呼吁，给予大力支持。

⑩省中医药研究院经费困难，又同韩纪宗、赵建础院长去见张斌副省长，商谈解决经费事宜，并请求增加中医药研究院科研经费，张副省长即拨款60万元暂度目前困难，增加科研经费之事待中研院编制决定后再为下拨。

1987 年（68 岁）

①应邀参加全国第二次张仲景学说研讨会，并被选为该届大会主任委员。

②任卫生部科学委员会委员届满，卫生部授予荣誉证书，表彰在这期间所做的贡献。

③考察西安市盲哑学校教育情况，向西安市委、市政府呈《请求解决西安市盲哑学校盲童教学组有关教育培养盲童成才的呼吁报告》。

④崔月犁部长来陕，与他交谈了对陕西中医工作的意见。

⑤撰写和整理了《华佗遗著考识》《对马王堆医书整理的几点建议》《用中医中药防治钩体病的回顾》《就〈周易〉有关问题致罗德扬同志》《就〈史记·扁鹊仓公列传〉有关问题答武伯伦同志书》《黄竹斋先生传略》《黄竹斋先生佚文集》数十种。

1988 年（69 岁）

①应邀参加陕西省地方志编撰工作会议。

②受聘为《陕西中医》编委会顾问。

③应邀参加省科协为我省有贡献的老科学家举办的首次集体祝寿活动，并颁发荣誉证书。

④在故乡泾阳县，由当地县委、县政府举办了"米伯让先生学术思想研讨会"。来自陕西各地近百名代表共聚一堂，热烈讨论米伯让先生医学思想的内涵、渊源及其发展过程和成就。会议将代表的论文汇编成《米伯让先生学术思想研究论文集》，同时陕西省中医药研究院编成

《米伯让医事文辑》一册。

⑤被西安医科大学聘为《现代中医》杂志编委会编委。

⑥被《中医研究》杂志编委会聘为首届编委。

⑦被聘为孙思邈中医院顾问。

1989年（70岁）

①为了力匡时弊，弘扬唐代伟大医学家孙思邈的医德思想，为耀县药王山撰文并手书《唐代伟大医药科学家孙思邈医德纪念碑》一文。

②孙思邈医德纪念碑落成典礼暨医德思想研讨会于6月在耀县召开，来自全国的与会代表共400人，米伯让先生任这次会议的名誉主任委员。

③为故乡泾阳县蒋路乡办学捐资100元，乡人民政府赠予捐资纪念册一本。

④与本省23位著名中医药专家向上级有关部门呈尽快"组建陕西省中医药管理局的建议"（见《中国中医药报》）。

⑤参加西安医科大学举行的"大黄䗪虫丸对慢肝的临床治疗和实验研究"鉴定会。

1990年（71岁）

①在铜川市召开"医德宗师孙思邈学说研讨会"成立大会，被该会特邀为名誉会长兼学术顾问，与会全体代表敬赠他"苍生大医"匾额一块，《陕西日报》《陕西卫生志》曾刊登此消息。

②参加陕西省召开纪念毛主席"救死扶伤，实行革命人道主义精神"题词49周年大会。

③参加中华医学会陕西分会及中华全国中医学会陕西分会召开的"鸦片战争150周年座谈会"，并在会上以自己亲身经历作了深刻的发言。

④应邀参加《黄元御医书十一种》评审会议，并任组长。

⑤被聘为孙思邈国医自修大学教授。

⑥被陕西省中医管理局评为陕西省中医药科研有显著成绩的科技工作者。

⑦赴北京参加全国继承名老中医学术经验拜师大会，被国家二部一局指定为全国名老中医第一批指导老师。

⑧被聘为《中国当代中医名人志》编委。

1991 年（72 岁）

①安徽等省特大水灾，他闻知后立即直接向安徽省人大李广涛副主任汇款 100 元，请代转捐给省救灾办公室。又通过陕西省中医药研究院办公室向灾区再次捐款 100 元。

②家乡泾阳县蒋路乡人民政府派人送来"捐资兴学，留芳故里"的锦旗，以表彰米伯让先生 47 年来对家乡教育的贡献。

③为临潼县扁鹊墓撰文并篆额"东周伟大医药科学家秦越人扁鹊医德纪念碑序"。

④应邀赴成都参加国务院批准的国家级项目《中华大典·医学分典》论证会，并任副主任委员。

⑤应邀出席"第四届全国针麻与针刺镇痛学术会"的开幕式。

⑥被聘为中华全国中医学会陕西分会名誉会长。

⑦应邀赴重庆参加著名中医学家吴棹仙先生 100 周年诞辰学术研讨会。

⑧向东周伟大医学科学家临潼扁鹊纪念馆捐款 200 元。

⑨荣获国务院特殊津贴证书。

⑩按照二部一局规定，为学术继承人传授临证经验。

⑪被聘为《中青年名中医列传》顾问。

1992 年（73 岁）

①参加故友、著名戏剧作家范紫东先生诞辰 114 周年纪念会。陕西省文化厅为范紫东先生墓树碑立石，碑文中有范先生与宋伯鲁、于右任论书法，与著名中医学家黄竹斋、米伯让论医等语。

②参加首届扁鹊学术研讨会，并在开幕式上做了深刻发言。

③为陕西中医提高班讲授"病机十九条研究"的专题学术报告。

④陕西省科委授予"陕西科技精英"称号。

⑤将政府每月发给的 100 元特殊生活津贴，从发给之日起到他去世，全部捐献给家乡泾阳县蒋路乡徐家岩小学。

1993 年（74 岁）

①被英国国际名人中心载入《世界名人录》。

②用自己节省的生活费购买《辞源》《辞海》各一套，送往泾阳县蒋路中学资料室，供学生使用。

1994 年（75 岁）

①向灾区捐款 200 元。

②闻知维修黄帝陵，捐款 200 元。

③春节将临，将自己积蓄的生活费 1200 元送至西安市民政局，捐献给西安市儿童福利院。

④省中医局确定他作为老师代表赴北京参加全国师带徒出师大会，因身体状况未能出席。

⑤《四病证治辑要》正式出版。卫生部崔月犁部长为该书作序，中央工艺美术学院院长张仃先生为该书书名题字。

1995 年（76 岁）

①向咸阳市敬老院捐款 5000 元。

②向榆林市盲哑学校捐款 4000 元。

③《健康报》以"杏林老枝发新芽"为题转载了他热心公益事业的实际行动。

④《西安晚报》以"圣心"为题传记了他为国为民的业绩。

⑤《女友》杂志以"平民慈善家"为题，记述了他半个世纪从未间断地为社会公益事业奉献的事迹。

⑥《气功疗养汇编》正式出版。陕西省政协副主席李经纶为该书作序。中国国画大师何海霞为该书书名题字。

1996 年（77 岁）

①被聘任为陕西省慈善协会理事。

②整理自己多年的临证经验。

③《中医防治十病纪实》正式出版。卫生部中医司吕炳奎司长为该书作序。

1997 年（78 岁）

荣获陕西省卫生贡献奖。

1998 年（79 岁）

①闻知全国特大水灾，立即向西安市民政局捐款 1000 元（见《陕西日报》）。

②撰写《近代关中名人史略》一书。

③被聘任为陕西延安精神研究会理事。

1999 年（80 岁）

①陕西省中医药研究院召开米伯让先生从医 60 周年学术研讨会。

②陕西省中医药研究院向米伯让先生颁发从医 60 周年荣誉证书。国家中医药管理局诸国本副局长参会祝贺并作重要讲话。会后，诸国本副局长亲自到米伯让先生家中探望，并交谈陕西中医工作的发展。

2000 年（81 岁）

2 月 8 日在西安逝世。

附　录

一、领导、专家为米伯让先生题词及作序

　　1. 全国人民代表大会常务委员会副委员长韩启德题词

大医精诚

为《米伯让文集》题　戊子夏韩启德

　　2. 中国人民政治协商会议全国委员会时任副主席陈宗兴题词

敬贺《米伯让文集》公世

德邻前圣　术启后学

陈宗兴　零八年夏

　　3. 中国工程院院士、中国中医科学院名誉院长王永炎教授题词

贺《米伯让文集》付梓

圆融和合遵古训　医术精良创新说

后学王永炎二〇〇八年八月

　　4. 国医大师、广州中医药大学邓铁涛教授题词

米伯让研究员从医60年

弘扬中医　誉满杏林

邓铁涛敬贺

1999年5月

米公伯让　名医名师　弘扬仲景　振兴中医

祝《米伯让文集》出版　邓铁涛

二〇〇八年秋

5. 国医大师、山东中医药大学张灿玾教授题词

为米公文集题

米老伯让公，少习医典，悬壶乡里，后师从黄竹斋先生，术业尤精，为国医界一代宗师，厚德怀仁，遵师重教，堪为后学之楷模也。每忆昔年过从日，不胜萦怀。今当文集问世，特赠此文以寄衷肠。

秦川八百望长庚　渭水华山别有情

和缓遗风今复在　米公归鹤梦犹醒

黄门高足留翰墨　杏苑青囊惠后生

承继医经传圣典　鸿文载道勒才名

戊子孟秋五龙山人八十翁张灿玾敬书

6. 国医大师、广西中医学院班秀文教授贺词

以德为本　一代名医

热烈祝贺米伯让研究员从医六十周年活动

班秀文

7. 国医大师、陕西中医学院张学文教授题词

祝米伯让先生文集出版

德高望重　杏林楷模

戊子年陕西中医学院　张学文敬书

8. 著名中医学家、湖南省中医药研究院刘炳凡研究员贺词

祝贺米伯让研究员从医 60 年学术研讨会胜利召开

绳绳继继见传人

米老精神永不磷

惟有铁肩担道义

关中医学放光明

刘炳凡敬题专贺

1999 年 6 月

9. 著名中医学家、陕西中医药大学杜雨茂教授题词

华夏国手米伯让

博古融今立津梁

德配医林孚众望

言洒五洲济万方

敬贺米烈汉同志编辑米老师《米伯让文集》付梓　杜雨茂题

二〇〇八年孟秋

10. 著名中医学家、陕西中医药大学傅贞亮教授题词

敬贺先师米伯让先生《文集》出版

学贯古今　德泽千秋

学生　傅贞亮

11. 卫生部部长崔月犁《四病证治辑要》序

元遗山曰："关中风土完厚，人质直而尚义。"风气所及，士林亦不乏笃实用、砺操持、重事功、淡泊浮誉者。《四病证治辑要》一书，乃陕西省中医药研究院名誉院长米伯让先生早年研习中医药时的手稿之一。书中对白喉、痢疾、湿温、鼠疫四种温热病之辨证求因，处方遣药，莫不精审详剖，广征博引，多有心得创获。

先生早年师事关学大师张果斋先生、赵宝珊先生，及著名中医学家黄竹斋先生，承三师言传身教，先生学风朴实，辄以学浅才薄自戒，不尚虚誉，不敢以著述炫鬻于世，故其手稿尘封达 40 余年之久，世鲜如之者。近年因承担卫生部、人事部、国家中医药管理局委托带徒弟任务，始开箧示人。

先生是 1954 年我国首批被西医大学延聘的中医教师之一。1964 年，聂帅敦聘先生为国家科委中医中药组成员。数十年为发展中医事业先生不懈努力，中华人民共和国成立前曾追随竹斋先生为争取中医生存而奔走；中华人民共和国成立后为党的中医事业发展多树贡献，培养出一批批高级中医、西学中人才，为解除人民疾苦，贯彻执行党的中医政策，给中医闯出一条治疗急性传染病、地方病的路子，不顾个人安危，多年转战疫区，防治钩端螺旋体病、流行性出血热、传染性肝炎、克山病、大骨节病等，成绩斐然。为弘扬仲景学说，遵竹斋先生遗愿，1981 年，先生亲奉白云阁木刻印版赴南阳，将该印版赠南阳张仲景纪念馆收藏。先生今已是耄耋之年，面对社会医风医德有滑坡趋势，痛心疾首，思尽

一己之力，1985 年，捐资并倡议在耀县药王山树孙思邈医德纪念碑及召开孙思邈医德思想研讨会。经先生多方呼吁，临潼秦越人扁鹊墓于1991 年重新维修并建立扁鹊纪念馆。先生寓医德教育于古迹保护之中，用心是良苦的。此二举受到各界人士热情支持，对医风医德的建设有所裨益。发展中医药，是先生一生孜孜不倦所追求的事业。

此书系先生自著、自写，字迹端庄清秀，开卷使人赏心悦目，为中医书籍别开生面之佳品，不惟可供中医教学、临床、科研之参考，亦可觇一位医学家成才所走过的道路。

文如其人，字亦如其人。从先生尚存的 40 余万字的手稿中，使人深刻地悟出，欲成一位有真才实学而非滥竽医林的医生、医学家，一定应是一步一个脚印地前进。非脚踏实地，别无捷径。先生手稿对急功近利的年少者也许有清心安神之效。

米烈汉、田树仁等同志将此手稿影印公之于世，在付梓时并进行了编校句读工作，使此独具一格之佳品不致湮灭，他们的工作应当予以肯定。谨为斯序。

崔月犁

1993 年 8 月 6 日于北京

12. 卫生部中医司司长吕炳奎《中医防治十病纪实》序

米伯让先生是我国当代终生不渝地为中医事业奋斗的仁人志士之一。先生早年追随其师黄竹斋先生为中医生存而奔波，中华人民共和国成立后，先生受聘掌教中医课于西北医学院，为发展中医事业勤奋不倦地努力。

我曾多次大声疾呼："中医能不能治急性病？可以肯定地说，所有急性病都能治。历代名医都是治急性病得名，没有专治慢性病而得名的。"近五六十年来，好像有种说法，中医不能治急性病，只有西医治急性病。现在中医确实已无治急性病的条件和机会了，中青年中医大多数已不会看急性病了。中医实际上已被取消一半了。

1963 年，欣闻先生在陕西汉中地区冲破重重阻力，运用中医中药治疗钩端螺旋体病，治愈率达99% 以上的消息，真是空谷足音，使人闻之鼓舞。《光明日报》《人民日报》《健康报》先后报道了先生治疗钩体病的事迹。后来，因工作关系，我与先生交往日深，始知早在中华人民共和国成立前先生已究心于急性病的中医防治，近年出版的《四病证治辑要》一书，即先生早年在这方面学习的手稿之一。1959年，陕西黄龙、黄陵诸县克山病流行猖獗，先生主动请缨，深入疫区研究防治。在这以后的20多年里，先生不顾个人安危，不辞劳苦，长年转战各疫区，运用中医中药防治地方病和急性传染病，在一些急性病的防治上取得举世瞩目的成就。如1964年先生应邀在北京科学大会堂和农业科学院作《中医对钩端螺旋体病的防治》的学术报告，与会者听了很受鼓舞，交口称赞中医防治该病具有简便验廉的优点。

先生目睹卫生部门身居要津的个别人，由于他们对中医采取民族虚无主义的歧视，对党的中医政策阳奉阴违，因而给我国中医事业造成一定的困难。在1963年"全国医院工作会议"和1980年"全国中医、中西医结合会议"大会上，先生挺身而出，直言不讳，据党的政策力驳其谬。胆懦者为之丧色，足见先生铁骨铮铮的人品。

孔子曰："智仁勇三者，人之大德也。"先生舍大城市大医院舒适的环境，长年跋山涉水，深入疫区，选择了又苦又累，而且危险性很大的工作，非有济世活人的仁爱之心者，不能为之；先生幼读经史，长研岐黄，医术精湛，成绩灿然，饮誉国内外，可谓智矣；先生不仅知难而上，勇于为中医治疗急性病闯出一条路来，且不畏权势，不计较个人安危得失，可谓勇矣。智仁勇三者，先生备矣。

爱因斯坦评价居里夫人时说："第一流人物对于时代和历史进程的意义，在其道德品质方面也许比单纯的才智方面的成就还要大。"毫无疑问，先生在防治"十病"上留给后人品德精神方面的财富，不亚于他在"十病"防治上的科研思路和理法方药的成就。最近《西安晚报》以"圣心"为题，报道了先生晚年为社会公益事业做贡献的动人事迹。我与先生志同道合，交谊甚笃，深知先生的道德学问，故才敢在《十病防治管见》出版时，以爱因斯坦的话奉献给读者。这一点，我深信大家迟早会达成共识的。谨为是序。

吕炳奎

1996年7月于北京

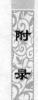

13. 陕西省政协副主席李经纶《气功疗养汇编》序

气功是我国防病治病，健身益寿的一种方法。它渊源于古代"吐纳导引"，千百年来我们祖先在与疾病做斗争的实践中不断充实，不断发展，成为我国优秀文化遗产的一个重要组成部分。它的祛病延年作用不仅为医疗实践，也为现代科学所证实。

《气功疗养汇编》一书是著名中医学家、陕西省中医药研究院名誉院长米伯让先生在 50 年代中期因患严重肝硬化，为了祛除疾病，促使早日康复，先生多方寻求良方时汇编成秩，供自己练气功之用。当时先生病情严重，肝脾在肋下 11cm，经肝脾穿刺，已被西医宣布为不治之症。先生认为西医称为不治之症，中医未必不能治疗，于是多方探求医籍，寻找良策，遂决定长期坚持服用大黄虫丸，并持之以恒练气功。先生鉴于古人"调形练体""调息练气""调意练神"的观点，因而将多年抄录医籍和得自方外人士传授的气功资料汇成一书，作为调病养身，战胜病魔的一种方法，故命名《气功疗养汇编》。先生以惊人的毅力服药和练功，一年后，肝脾明显变软，且缩小到仅肋下 1cm。这件事当时在西安医学院（今西安医科大学）广大医务人员和学生中引起了极大的震动，至今老一辈教授和高年资毕业生仍传为口碑，啧啧称奇，对先生的医术也刮目相看。

先生今已是耄耋之年，虽目力不济，但仍每日坚持练功。一个 40 年前被宣布为不治之症的严重肝硬化患者，至今健在，不能不说与坚持练气功有关，实践证明气功对祛病延年是有效的。

《气功疗养汇编》一书除摘录有关医籍外，尚有方外人士口传耳授的练功方法，这些内容很少见载于一般医书和气功著作中。米烈汉、田树仁等同志在整理先生临床经验时，决定将这部分影印，并附新式标点和注释，庶使初学气功者乃于学以致用，成为一本雅俗共赏，为广大群众防病健身发挥作用的书。

我五六十年代曾忝主陕西省卫生厅工作，1965 年卫生部郭子化副部长赴我省视察工作，与陕西省委、省卫生厅商议，在原陕西省中医研究所基础上建立西北五省中医药科研基地，决定先调先生为陕西省中医研究所所长，负责筹建工作。数十年来，我因工作关系，与先生交往日多，甚膺服先生的道德、学问、医术。今《气功疗养汇编》一书即将出版，校注者因我忝主陕西医政积年，对先生了解甚深，故持稿约我为序。我虽对气功知之不多，但由于我对先生知之甚深，敬重其人，故亦乐为序。谨以这些话奉献给读者。

李经纶
1995 年春节于西安

14. 著名中医学家刘炳凡先生《米伯让先生医案》序

语云："石蕴玉而山辉，水怀珠而川媚。"此人文地理的自然反映也。海内外同行公认，西北五省中医界有硕果仅存的米伯让先生，并非单纯以高龄见称，而是以学术积累而获誉。

米伯让先生为我国已故著名中医学家、长安黄竹斋先生的入室弟子，从 1942—1962 年潜心医学，共做了近百万字笔录，深研《灵》《素》五典，下逮金元诸家，实践出真知，

青出于蓝而冰寒于水非过誉。尽得师传而发扬光大。尊师重道，金石为开。晚年为黄竹斋先生立传，而亲自校刊白云阁藏本（木刻本）《伤寒杂病论》（乃四种古本之一），又校点《伤寒杂病论会通》为不朽之作而流传海内外，具有相当高的学术价值。此"莫为之前虽美弗彰，莫为之后虽盛弗传"。不仅一隅三反地传其学术思想，而不同寻常地传其看问题的观点。"中华古医学，世界将风行"，此黄竹斋先生预言也（见米伯让先生撰《黄竹斋先生传略》）。与季羡林先生针对东方文化反复说到的"三十年河东，三十年河西"，如出一辙。

然而，根深者叶茂，源远者流长。宜其厚积薄发著书等身。

米伯让先生以其多年的临证实践和心得体会，早即蜚声医界，誉满杏林。近年又撰写《四病证治辑要》和《中医防治十病纪实》及《气功疗养汇编》等数十万言。皆系地方常见而多发的疾病，米伯让先生深入其境，屡拯危笃，以其切于实用，刊行海内外而脍炙人口。现又有医案之作，扁鹊以个案显，仓公以诊籍传，皆画龙点睛之笔也。案凡107，皆系常见多发病而为中西医棘手之疑难证。所谓"山重水复疑无路"，而米伯让先生临危制变，举重若轻，真是"柳暗花明又一村"。余重读之，不禁拍案而起，其议论可分和缓之座，其治疗如登仲景之堂，在群案中如治钩端螺旋体病14例，乃657例中的缩影，本病属"温病时疫"范畴，其中伏暑症最多见，米伯让先生按《温热论》卫、气、营、血辨

附
录

证论治，注重《伤寒论》保胃气、存津液的原则，根据热症的四大特点（不必悉具），多用白虎汤加银翘，从气分卫分截住入营入血的趋势，此御敌于国门之外之胜算，能收到事半功倍之高效。其对流行性出血热（亦属"温病时疫"范畴）在发热期、低血压期、休克期辨证论治82例，提出了一套完整有效的中医防治方案。除12例送院太晚无法挽救外，按卫气营血的诊疗方法，治愈70例。案中详述治疗始末，这些"温病时疫"的治疗经验，金针已度何等宝贵。又如米伯让先生主治肾病88例（其中含急性肾炎、急性肾炎并胸腔积液、肾炎性心脏病、肾病综合征等）其得心应手的实践经验是精研四法，即"开鬼门、洁净府、实脾土、温肾阳"，善补后天，健运脾胃以滋生化之源，此治病治人，实得《内经》治水肿病之精髓。其治肝癌3例，皆诊断明确者，米伯让先生以疏肝解郁、健脾和胃以治人，活血化瘀、缓中补虚以治病，治人则因人而异，治病则3例皆同。与现代用超声波聚焦线的治疗理同而法异，是值得进一步研究的。一例西医微观辨病为"斑疹伤寒"，高热神志不清，曾用氯霉素、激素、输血等治疗，病情无变化，因而会诊，中医宏观辨证为"疫斑"，诊为阳毒夹斑，按热入营血施治，用余师愚"清瘟败毒饮"（含犀角地黄汤加白虎汤），五诊热退神清斑消出院。其效何其捷也。一例紫斑，西医院诊为"血小板减少性紫癜"（从病的现象着眼），米伯让先生诊为"先天不足络脉溢血证"（从人的素质着眼），治在补益气血的基础上用归芍六君子汤加桂枝通阳以疏通表层血管引火归原而愈。此乃用药之妙在于整体调节也。又一例上睑下垂（眼肌型重症肌无力）病程14年，米伯让先生用补中益气汤，方中黄芪用量较李东垣原方增加12倍，坚持90剂治愈，关键在于健脾益气的整体疗法。从根本上改善局部病变，而贵在坚持，效不更方，这与邓铁涛教授重用黄芪治愈眼肌型重症肌无力，可称伯仲。其治妇女经期高热，热入血室之神昏谵语，此证寒温俱有，不难于用柴胡四物，而在于用硝黄。《伤寒论》桃仁承气汤证有"其人如狂，血自下，下者愈"（宋本106条）。《本经》载大黄，称其"推陈致新"，非无师之智也。米伯让先生80年代初来湘讲学，特别强调孙思邈"大医习业""大医精诚"，"胆欲大，心欲细，智欲圆，行欲方"，这是亲自躬行的实践体现。

案中的疑难杂症如震颤麻痹综合征（西医诊为脑萎缩）、妇人"胞系了戻"（西医诊为"输尿管纡曲"），前者用人参养营汤补养气血、调和营卫，金匮肾气丸滋补肝肾，以治受病之源；后者肾盂积水，小便淋滴不通，米伯让先生尊《金匮要略·妇人杂病》"转胞不得尿，以胞系了戻故致此病"而用金匮肾气丸以强壮肾机，竟起沉疴。可见治病治人，发掘出疑难杂病的治疗方法，此黄竹斋先生稽古心传，而米伯让先生继承创新有所发展也。叹观止矣！其他借鉴的治验甚多，在于学者深造自得。书此读后小识非敢云序，以志景仰而示拳拳，纰缪之处尚祈斧正。

刘炳凡
1999 年 4 月于湖南省中医药研究院之岳轩

15. 陕西省人民政府原副省长姜信真《米伯让文集》序

米伯让先生是我国著名的中医临床家、理论家和教育家，毕生以弘扬祖国医学为己任，为发展中医事业、解除群众疾苦、培养医学人才辛勤耕耘，贡献巨大，誉满天下。在先生漫长的从医生涯中，经其全力救治而获得新生的生命已无法计数；经其整理行世的珍贵医学文献也早已流布天下而潜移默化着无数的后学之人。贤人已逝，青山无语，但历史终不能忘怀这位德艺双馨的杏林鸿儒泰斗和名医大师。

米伯让先生天性纯孝，早年丧母，18 岁时父病危笃，竟以厨刀砍断左手食指入药，并在庭院脱衣跪拜三夜，以求神灵保佑父病康复。父殁，乃悟己之愚昧实由不知医学之故，遂发奋学医，立济世寿民之志。私塾启蒙后，就读于清麓正义书院，师事关学大师张国斋、赵宝珊两先生，精读经史，博览群书，潜心岐黄仲景，旁及历代诸家。20 岁行医，旋知名于乡里。22 岁时，复拜师于著名中医学家黄竹斋先生门下，为黄氏入室弟子，从游无虚日。24 岁（1943 年）时，以优异成绩考取国民党卫生部中医师证书。20 世纪 40 年代，先生因不满当时世道之昏暗，随黄氏隐于长安樊川，筑土窑而居，悬壶济世，精研群籍。其间曾应聘为长安县第一中学生理卫生教员兼校医。其时，先生虽陋巷瓢饮，终能以发扬祖国医学为己任，渴望能以国学救中国。先生在乃师黄竹斋先生去世后所写的《哭先师黄竹斋先生》诗中有"忆我从师日，转瞬四十春。当年忿世时，同隐杜陵村。矢志作华胄，忧国又忧民。每当谈国运，不由心痛沉！苛政无力除，寄意在山林……朝夕相过从，恬淡乐天真。名利若粪土，富贵如浮云。虽居土窑洞，事业为功勋。闻鸡即起舞，夜静操琴音"之句，正是这段淡泊隐居而又以天下为己任的心境的真实写照。

中华人民共和国成立后，先生被聘请到西北医学院工作。此后，先生逐渐将传统士大夫正心、诚意、修身、齐家、治国的道德操守升华为为共产主义事业奋斗终生的伟大理想。他坚定不移地执行党的中医政策，深入农村，面向基层，为广大人民群众防病治病。他常对学生说，做人要首先人品端正，其次才是技艺学术，否则就是有学无行，甚至是挟医术以掠钱财的蟊贼。先生幼年家中殷实，父殁后为振兴教育，多次捐资，废家兴学，遂使家道中落，但先生无改初衷。他在医学上能取得一定的成就，与他淡泊名利、心存济民的思想深有关系，也回答了医生"学医为何，为何学医"的重大认识问题。

米伯让先生从事中医临床60余年，不仅经验丰富，而且灼见独具。在钩端螺旋体病中医防治研究中，他以中医理论为指导，辅以现代医学微生物、生化检验等，综合运用六经、卫气营血、三焦、经络诸辨证纲领，提出了一整套治疗秋瘟时疫（钩端螺旋体病）的辨证施治方案。在1964年国家科委中医中药组成立会议上，先生应邀在科学会堂做了中医药治疗钩端螺旋体病的学术报告，提出中医治疗钩端螺旋体病是普、简、验、廉的好方法，破除了中医只能治慢性病，不能治急性病和传染病的疑虑。1964年，在陕西省周至县流行性出血热防治中，先生根据该病的病因病机和临床特点，首次提出该病的中医病名为"温毒发斑夹肾虚病"。他借鉴古代医家祛邪扶正固本的经验，采用银翘散加党参、杭芍、升麻、葛根作为治疗出血热卫分证的主方，临床疗效明显提高。先生还根据临床资料，将流行性出血热"痉厥"分为火郁血实热厥证等七种，强调"热病寒厥需慎辨"，提出了一整套中医治疗出血热的辨证施治方案。1959—1968年，先生多次深入克山病流行地区进行调查和临床观察，结合病区地形地貌、气候变化、生活习俗等，提出该病乃由于饮食劳倦，不服水土，以及疫区独特的外因导致中气不足进而累及心脏的地域性慢性虚衰疾患。他还根据《伤寒论·少阴篇》的有关记载，创造性地用大灶艾灸疗法治疗伤寒直中三阴寒厥暴脱证（急性克山病合并低血压），作为本病抢救的重要辅助疗法，发扬了中医防治急性传染病的优势和特色。由于医名远播，先生曾被邀请至南京等地会诊。20世纪50年代末，先生曾两次为陈毅副总理治愈疾病，陈毅副总理对他的辨证确切和用药精当深表赞赏。先生在为华罗庚教授诊病的同时，提出了中医诊病的优选法：辨证求因，审因立法，分清主次，依法定方，受到华罗庚教授的高度赞同。

米伯让先生国学功底深厚，重视中医基础理论研究和文献医史研究。先生认为文献整理是继承发扬祖国医学的主要内容之一，必须以历史唯物主义和辩证唯物主义观点为指导，采用科学可行的方法，秉持实事求是的态度，制定具有科学性和预见性的整理研究规划，达到"有益当代，惠及后世"之目的。他曾提出陕西省中医药研究院文献医史研究所进行《经方古今实用类编》《中医解剖生理史料系统新论》等课题研究，力求达到文献与临床会通乃至中医与西医会通的目的。先生曾工整手写《黄帝内经》原文十八卷、《神农本草经》原文三卷、《秦越人难经》原文一卷、《伤寒杂病论》原文十六卷、《温病条辨》原文三卷，拟作为读本印行。他还主持校点重印了白云阁藏本《伤寒杂病论》《伤寒杂病论会通》等八种著作。先生主张中医应经常阅读其他自然科学方面的著作和西医书籍，以广识见。在基础理论研究方面，先生重视《周易》与中医理论的关系，指出我国医家造诣较深者莫不学《易》，认为古人仰观俯察，认识宇宙，一切事物有其象必有其数，有其数必有其义，有其义必有其理，《周易》以象、数、义、理立法而成。在研究方法上，他指出切忌精华与糟粕不分，要主要阐发其唯物论的思想，同时注意区别掺入的唯心论观点，有些论点看似唯心，但实有意义，应取慎重态度。先生根据《内经》《难经》中关于经络的理论以及历代医家对经络学说的阐释发明，提出奇经八脉乃经络系统的中枢系统，肾间动气—命门乃经络之气来源的观点，而其"十二经气血多少之探讨"一文，排难解惑，对比分析，结合临床实践，阐释了该说之精义。对于"病机十九条"，先生推崇刘完素补入之"诸涩枯涸，干劲皴揭，皆属于燥"一条，指出刘氏拓宽了《内经》病机学说之范畴，主张不应再沿习十九条之旧说，应改称为"病机二十条"。先生经常教导年轻同志要以史圣司马迁为榜样，认为"继承整理中国医，著史当执司迁笔。仗义执言持真理，科学求实勿自欺"，强调文献研究一定要和临床相结合，否则便是无源之水，无本之木。先生治学严谨，著作丰硕，先后著有《中医防

附录

治十病纪实》《四病证治辑要》《气功疗养汇编》《黄竹斋先生传略》等，发表学术论文 30 余篇。

在中医教学方面，先生注重言传身教，生动入理。在西安医学院任教期间，他主讲中医学总论和基础理论。1958 年，西安医学院举办了三期西医离职学习中医班，由先生担任主讲，讲授内容为中医四大经典和《医学三字经》。他深入浅出的教学方法受到了学员们的热烈欢迎。先生还与黄竹斋先生合编了《经络循行路线主治歌》等辅助教材，加以授课时纯熟而有节奏的朗诵，引人入胜，令人过耳不忘，回味无穷。他结合自己钻研中医的实践，总结了"看—读—写—做"的学习方法和"学—会—精—通"的高点要求，用这八个字引导学员，收到了良好的教学效果。

米伯让先生非常关心中医事业的发展和中医人才的培养。1963 年，先生在全国医院工作会议上提出了"关于中医工作的 13 条建议"。1979 年，他在全国中西医结合座谈会上提出了"对贯彻中央 56 号文件的 13 条建议"。1980 年，在全国中医和中西医结合工作会议上，他又提出了"关于中医政策问题的意见"，内容涉及中医政策制定、中医立法、中医领导体制改革、如何提高中医药院校教学质量、中西医团结和中西医结合、中医临床研究、中医基础理论研究、中医文献医史研究、中医成果鉴定和同行评议、中医基地建设、技术引进、中药生产和管理、中药剂量改革等方面，他针对中医工作存在的实际问题提出的许多建设性意见，曾得到卫生部及陕西省委和省政府的重视，并多所采纳，对推动中医药事业的发展起到了积极的作用。为筹建陕西省中医药研究院，先生曾带病亲自向卫生部、国家计委、省委多次提出建议，请求支持，为陕西省中医药研究院的创建和发展做出了卓越的贡献。为了纪念先哲，启迪后学，先生曾向陕西省委申请维修我国东周时期伟大的医学家秦越人扁鹊墓（在今西安市临潼区）和唐代伟大医学家王焘墓（在今陕西省眉县），并建设纪念馆。扁鹊墓纪念馆现已落成。1974 年，先生写信给陕西省耀县县委宣传部，建议重塑孙思邈塑像，并建立孙思邈医德纪念碑，成立孙思邈中医专科学校和中医医院，以便更好地继承和发扬孙思邈的学术思想，培养德才兼备的中医药人才。

先生不仅在全国中医界德高望重，被尊为医德楷模，而且富有强烈的爱国精神。1982 年，先生将应邀赴日讲学，适逢日本文部省在新编教科书中把"侵略"中国改为"进入"中国。先生得知后，愤慨万分地说："日本既能背信弃义，我有何学可讲？我不能为羡慕异国一游而屈辱民族气节。"坚持不肯前往。1983 年，日本学者矢数道明先生写信给他，请他为纪念大冢敬节先生逝世一周年写一悼联。先生回信说："近拜读《大冢敬节先生年谱》后，知大冢敬节先生未曾参与侵华活动，深感其善行可嘉，特书挽联一幅为赠。联云：念君昔未参与侵华活动是为善行我方敬挽，仰尊尚有志能钻研汉医继承炎黄芳名可嘉。"表现出崇高的民族气节和爱国情感。

先生热爱祖国，热爱人民，热心公益事业。从早年捐资兴学、免费赠药、修甘肃省定西县王公桥，到为抗美援朝、华东水灾、敬老院、盲哑学校、孙思邈医德纪念碑、扁鹊纪念馆、王泰墓等捐资，先生共 21 次，并长期把自己每月 100 元的国务院特殊津贴捐给家乡小学，一直到去世。《西安晚报》曾为此做过以"圣心"为题的报道。由于他高尚的品德和精湛的医术，先生获得了很多荣誉，也担任过很多社会职务，但他并不满足于已有的成绩，面对各种荣誉和奖励，他总是谦逊地表示自己不过是一名医生而已。他曾说："余忝列医林数十年，深感欲做一名医易，欲做一名医德高尚而高明之名医实为难矣。"可谓是对其人生境界的概括和写照。

为了弘扬米伯让先生的崇高精神和道德风范，其学术继承人将先生多年来撰写的建议、书信、会议讲话、序、跋以及百余首诗词整理成册，名曰《米伯让文集》。书稿初成，编者索序于我。我虽不能通读全篇，但主要内容还是仔细读过了的。全书收集丰富，类例清晰，编辑有序，体现了先生的医学造诣和人品风格，洋溢着中国传统文化的美德和时代的精神。我相信《米伯让文集》的出版，对于研究学习先生的学术思想、治学精神和做人原则有着重要的意义，对推进中医药事业的发展能够起到巨大的作用。此外，也由于我跟先生的交往和对先生的敬重，故乐为之序并引以为荣。

姜信真

2008 年 11 月 11 日于西安

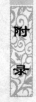

二、1999 年米伯让先生从医 60 周年学术研讨会资料选录

1. 国家中医药管理局副局长诸国本讲话

各位领导、各位专家、大家好：

米伯让先生的人品学问、道德文章，在今天的中医界来说，应该是一代大师。我们看他的医德医术、看他奋斗的一生，有一种望尘莫及之感。我们今天这个会议，不仅是对他的精神进行表彰，更重要的是要提倡全国的中医界都要向老一辈中医大师学习，更好地把中医事业继承发展下去。

我认识米伯让先生 20 年了，我认为一个人的成功，一个专家的成功，都有共同的规律，比如说聪明、勤奋、刻苦、志向远大，对什么工作都锲而不舍地干到底的精神，这些米伯让先生兼而有之。米伯让先生聪明踏实，勤奋刻苦的精神，使我非常敬佩。假如我们今天以中国的中医事业为背景写一部小说的话，写一部电影剧本的话，那么第一个就应该是黄竹斋先生和米伯让先生，他们的事迹太感人了，太丰富了，太现实了。我看了米老写的《黄竹斋先生传略》，里面提到黄先生幼年时代艰苦情况，穷到什么地步，他的母亲煎一碗豆子让他到街道上去卖，以补家计。我们今天在米伯让先生健在时召开他的学术思想研讨会，具有重要的现实教育意义和深远的历史意义。

米伯让先生是一位对中医基础理论研究很深的人，特别是对仲景学说的研究一直孜孜以求。但他又敢于创新，不拘于古代文献。他根据自己的临证经验，结合古代的医学文献，更好的发挥他的聪明才智。对危害陕西人民健康的急性传染病、地方病，运用中医药治疗取得了惊人疗效。为中医药治疗急性传染病创出了一条路子，受到了党和政府的重视和赞扬。他对疑难杂病的中医诊治有非常好的发挥和独到的见解。今天的中医界，特别是年轻的中医，应当向米伯让先生学习。

米伯让先生作为一个学者，他的精神，他的为人，他乐于帮助贫困地区的学校和灾区的人民，这些精神是非常伟大的，很值得我们学习的。

今天，我从北京来参加米伯让先生学术研讨会，感到非常高兴。我认为今天的研讨会规模小了一些，因为米伯让先生是我国的中医大师、

我国的一代名医，我们要更好地传播他的道德和文章。我衷心地祝愿他健康长寿！

2. 陕西省政协副主席孙天义讲话

同志们：

今天我们在这里举行米伯让先生从医 60 周年学术研讨会，这是我省中医界的一件盛事。我代表陕西省政协向会议表示祝贺！

米伯让先生是我省著名中医学家，是全省两万多名中医药人员的杰出代表。他从医半个多世纪以来，以其精湛的中医理论功底和丰富的临床实践经验，为保护人民健康，发展中医药事业，付出了艰辛的努力，做出了很大的贡献。他在继承发扬祖国医学遗产，保护陕西医学历史文物古迹，支持社会慈善事业等方面，也做了不少工作，受到了广大人民群众的赞誉，被卫生部确定为全国首批名老中医药专家之一。近年来，米伯让先生虽然年逾古稀，而且患有多种疾病，右目失明，但仍然念念不忘党的中医药事业，时刻关心中医药科技进步和陕西改革开放工作发展，多次将自己的稿酬甚至工资，捐献给救助失学儿童和社会福利事业。他还将自己珍藏 37 年，上有"声闻于天"四个字的旧鼓楼照片送给程安东省长，以供修复鼓楼文物参考之用。米伯让先生这种崇高的敬业和奉献精神，应当受到全社会的学习和尊敬。

学习和研讨米伯让先生的学术思想，我认为以下三个方面应该作为重点：一是要学习米伯让先生坚持为人民服务的宗旨，树立高尚的医德医风。中医药事业是造福于民的事业，关系到每个人的切身利益，体现了党和政府对人民群众的关怀，每一位中医药工作者，都应当牢固地树立全心全意为人民健康服务的思想，正确处理经济效益和社会效益的关系。在任何时候、任何情况下，都要把社会效益作为最高准则，把人民群众的利益放在首位，在不断地为人民服务中，求得中医药事业的更大发展。我国历史上曾经出现了像孙思邈、李时珍那样德艺双馨的医学大家，当代中医药工作者更应该像他们那样关心患者，爱护患者，尊重患者，做一个医德高尚、受人尊敬的医生，为人民的健康事业，做出自己应有的贡献。

二是要学习米伯让先生对技术精益求精的精神，不断提高为人民服务的水平。随着社会的进步和发展，人民群众对医疗服务的需求发生了

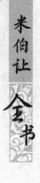

很大的变化。长期以来在中医医疗机构中存在的"以药养医"的状况将逐步被改变，医疗机构和医生的医疗行为将受到医疗保险经办机构和参保职工的双重监督和制约，这将对其医疗质量提出更高的要求。因此，广大中医药工作者一定要加强学习，勤于实践，大胆探索，不断提高自身的业务素质和技术水平，争取在对严重危害人民健康的疾病，如病毒性肝炎、糖尿病、心脑血管病等疾病的中医药防治研究方面取得较大的进展。

三是要学习米伯让先生善于继承，敢于创新的精神，努力推动中医事业的发展。中医药有几千年的宝贵历史文献和内容极其丰富的实践经验，我们应当努力把其中有特色、有价值的东西继承下来，并不断发扬光大，让它发挥更大的作用。同时，中医药是当代科技事业的重要组成部分，我们要加大力度，以高度的历史责任感和紧迫感，把中医药的临床科研和基础研究搞上去。要积极探索，大胆创新，不断开拓新的学术领地，取得新的科研成果，使中医事业在努力继承、不断创新的良性运作中走向新的世纪。

科教兴国，科教兴陕，中医药行业也担负着很大的责任，同时也有很大的潜力，希望大家脚踏实地，共同努力，做出成绩。

祝米伯让先生身体健康！谢谢大家！

1999 年 6 月 22 日

3. 陕西省人民政府副省长潘连生贺信

省中医药研究院举行"米伯让先生从医 60 周年学术研讨会"是一件很有意义的事情。

中医药和中医学术是中华民族优秀传统文化的重要组成部分，是人民群众长期同疾病做斗争的经验总结和智慧结晶，为中华民族的繁衍昌盛做出了卓越的贡献，对整个人类健康和世纪文明产生了极大影响。

名老中医的学术经验，是中医学术的重要组成部分，也是培养跨世纪中医人才的最直接、最生动的教材。米伯让先生临床 60 余载，在中医理论与实践方面造诣颇深。我希望全体与会同志认真探索米伯让先生等名老中医的从医实践和理论，充分利用现代科学技术与手段，加强中医药基础研究和中医临床应用研究，努力提高中医药诊疗技术水平，发挥中药资源优势，加大开发利用力度，推进中药产业化发展。同时，进一步拓展中西医结合的领域，借助西医，发展自身，让中医药在实施"2000 年人人享有卫生保健"的健康目标中大显身手，做出积极的贡献。

潘连生

1999 年 6 月 22 日

4. 国家中医药管理局科技教育司贺电

陕西省中医药研究院：

在你院召开"米伯让先生从医 60 周年学术研讨会"之际，预祝会议圆满成功。

希望你院在深化科技体制改革的形势下，加快改革步伐，建立新的机制，积极主动地面向经济建设主战场。不断发扬成绩，把老中医药专家学术经验继承与充分运用现代科技方法有机结合起来，积极参与对中医药重大科学问题的研究，加强科技成果的转化，使中医药研究更上新台阶。让我们共同为中医药现代化、国际化做出努力。

国家中医药管理局科技教育司

1999 年 6 月 21 日

5. 陕西省卫生厅副厅长杨世兴讲话

各位领导、各位专家、同志们：

今天，省中医药研究院在这里召开米伯让先生从医 60 年学术研讨会，这是一次弘扬祖国医学遗产，继承名老中医学术经验，倡导社会主义精神文明，加强医德医风建设的大会。我代表厅党组向大会表示热烈祝贺！

米伯让先生从事中医工作已整整 60 年了。在长期的医疗和科研生涯中，以其高尚的医疗道德风范，丰富的中医药学知识和临床经验，诊治过许多患有疑难病证的患者，挽救过不少濒于死亡患者的生命。他热爱祖国，热爱人民，乐于助人，多次捐钱赠物，助贫救困，他治学严谨，注重教育，培养中医人才，其中不少人已成为省内外医疗、科研单位的骨干和学术带头人，他身先士卒，多次带领医疗队上山下乡，深入农村厂矿，送医送药，热情为群众服务，足迹遍及三秦大地。50～70年代，我省克山病、钩体病、流行性出血热在部分地区流行蔓延，严重地危及人民群众生命，他不顾自己多病之躯，毅然率领科研组深入疫

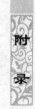

区，调查研究，制定治疗方案，抢救患者，多次受到各级政府的表彰。他重视实践，善于总结，撰写了许多具有很高学术价值的论文和传染病防治治疗方案，至今仍能指导中医临床实践。米伯让先生又是一位中医管理专家，曾经为省中医药研究院的建设，为我省中医工作的发展付出了艰辛的努力，是我们学习的楷模和典范。

探讨米伯让先生的学术思想，我认为首先要充分认识中医药学的科学价值，把握中医药学的主体特征和特色，认真继承，勇于创新，促进中医药理论和实践的现代化；其次要牢固树立为人民服务的思想，加强对广大医务人员的思想政治工作和职业道德教育，树立良好的行业作风，不断改善服务态度，提高服务质量；三是要认真实施"科教兴业"的战略，依靠科技进步，加快人才培养。中医药的生存和发展，根本在于提供中医药服务的质量和水平，而服务质量和水平的高低，取决于中医药人员的素质。因此，进一步继承和发扬老一辈中医学家的学术经验，加快中医药人才的培养和科技进步，是做好中医药工作的关键。

今后几年，是卫生事业改革和发展的关键时期，城镇医疗机构的改革，强化依法行政，是我省卫生系统1999年需要重点推进的两项工作。以乡镇卫生院建设为主的健康工程，以地方病防治为中心的惠民工程，以及科技兴医，卫生系统精神文明建设等是当前卫生工作的主要任务。我希望全省医疗卫生系统的同志们，认真发扬老一辈医学家的优良传统，以新的姿态迎接新的挑战，为全面落实我省卫生工作的各项任务而努力工作，为人民健康事业做出新的贡献。

谢谢大家！

1999 年 6 月 20 日

6. 陕西省中医药研究院院长刘少明讲话

各位领导、各位专家、同志们：

在21世纪即将到来的前夕，陕西中医药界在这里召开米伯让先生从医60周年学术研讨会，这是中医药界共同关心的一件大事，我代表陕西省中医药研究院向大会表示热烈祝贺，并向与会代表表示衷心的感谢！

米伯让先生系我院名誉院长，是我国当代著名中医药学家，是国家卫生部、人事部及中医药管理局认定的全国首批需要继承其学术经验的

500 位老中医药专家之一，曾任国家科委中医中药组成员、中华全国中医药学会常务理事及陕西分会副会长、陕西省科委顾问等职，为振兴和发展祖国医学事业奋斗了 60 多个春秋，在我省乃至全国中医界中久负盛名，德高而望重。米伯让先生对中医工作极端热忱，对学术精益求精，是省内外中医界公认的中医理论家、临床家和活动家。

米伯让先生对医圣张仲景的高尚医德、仁术教泽十分钦佩，尝以张仲景勤求古训、博采众方的治学经验指导自己的研究和实践。米伯让先生早年特别注重对自己知识结构的培养和完善，在深入研究医学之前，就奠定了坚实的文、史、哲、天文、地理及数理化基础，从而为其成为杰出的中医学家打下了丰厚而坚实的根基。自入医道以来，师从著名医家黄竹斋先生，隐居长安，潜心苦读，尽得其秘，深得其传，从而对《黄帝内经》《伤寒杂病论》等中医典籍体会很深，在中医药基础理论及其对临床实践的指导方面造诣非凡，深得同道赞赏。

在医疗实践方面，米伯让先生是我省乃至全国著名的中医临床家，他辨证精细，论治独特，治愈了大量的常见病和多发病，特别在肝病、出血热、克山病、钩体病等危重疑难病的诊疗方面积累了丰富的经验，尤其是他亲自深入疫区、探索中医新治法，从不囿于书本知识的创新精神，更是令人钦佩！除了搞好业务工作之外，米伯让先生在很长一个时期一直担任我院的行政领导工作，为研究院的发展和壮大多方奔走，呕心沥血，仅在 1963—1987 年的 20 多年间，就先后撰写各种建议、报告近百篇，许多提案和建议得到了包括国家卫生部、宣传部、科委、陕西省委、省政府有关领导同志的重视和支持，通过进一步的努力而得以实现，从而为研究院的建设和陕西中医事业的发展发挥了积极的作用。因此，米伯让先生在省内外素有"中医活动家"的美誉。

陕西省中医药研究院是国家中医药科研基地和卫生部临床药理基地之一，成立至今已 40 余年，现有附属医院、附属肛肠医院、中药研究所、文献医史研究所、中医基础研究所、中医药信息研究所等 7 大机构，在职职工 700 余人，副高职以上科技人员近 200 人。在米伯让名誉院长及广大职工、干部、专家和领导的共同努力下，逐步形成了一支对中医药进行多层次、多学科系统研究的人才队伍，涌现出了一批在国内外具有一定影响的学术带头人，先后完成科研课题 250 余项，获得重要科研成果 127 项，其中省部级以上科研成果 44 项。近年来，在省科委、卫生厅的大力支持下，全院职工同心同德、大胆改革、励精图治，在很短的时间取得了令人瞩目成效，为下一世纪陕西中医药研究事业的腾飞奠定了坚实的基础。

"我愿天公重抖擞，不拘一格降人才。"新世纪的中医药科技进步关键在于人才，事业要进步，科技要发展，就要不断造就一批既善于继承又敢于创新的中医药后继人才，我们应当在认真学习、努力继承米伯让先生等老一辈中医药学家的成才经验的同时，大胆吸收，积极探索重建21 世纪中医药理论体系的新路子，让中医药在下一世纪顺利地走向世界，为更好地适应和满足"2000 年人人享有卫生保健"的健康需求而努力奋斗。

1999 年 6 月 22 日

7. 陕西省中医药研究院关于向名誉院长米伯让先生颁发从医 60 周年荣誉证书的决定

全院各处（室）、院、所、各代管单位：

我院名誉院长米伯让先生从 1942 年起，师从著名中医专家黄竹斋，苦读经史诸家，精研岐黄、仲景，致力于中医基础理论、伤寒仲景学说、急性病及热性病的研究，在中医理论和临床实践方面均有高深造诣，先后出版专著 10 余种，发表学术论文 40 余篇。他尊师重道，崇尚医德，其精湛的医术、高尚的医德为海内外学者所敬重，多次被评为我省及全国文教卫生系统先进工作者，并批准为享受国家特殊津贴的中医药专家；他长期担任我院行政领导工作，为中医药事业呕心沥血、多方奔走，1963—1987 年间，先后撰写建议报告近百篇，得到了上级领导机关和领导同志的重视与支持，为我院建设和中医事业的发展发挥了积极作用；他热爱祖国，热爱人民，热心社会公益事业，首倡并具体组织了孙思邈医德思想纪念碑和扁鹊博物馆的筹建工作，享有"中医活动家"的美誉。

为了弘扬老一辈中医学家的学术经验和高尚医德，表彰先哲，激励后人，不断提高中医药学术水平，更好地为人民健康服务，我院决定向名誉院长米伯让先生颁发从医 60 周年荣誉证书。

陕西省中医药研究院
1999 年 6 月 22 日

三、2003 年陕西省政协纪念著名中医学家米伯让先生座谈会资料选录

1. 陕西省政协副主席朱振义讲话

各位领导、各位专家、同志们：

今天，我们在这里隆重举行"纪念著名中医学家米伯让先生座谈会"，这是我省科技、医药、卫生界学习贯彻"三个代表"重要思想，为全面建设小康社会和加快建设西部经济强省宏伟目标中的一件十分有意义的活动。我代表省政协向会议表示祝贺！

米伯让先生是全国著名的中医学家，是我省科技、医药、卫生界的杰出代表。在从事中医工作的 60 年中，先生以其高尚的医德风范，精湛的理论功底和丰富的临床实践经验，为陕西省中医药研究院的奠基和建设，为中医药事业的发展，为人民群众的健康，毕生奋斗，做出了卓越的贡献。先生热爱人民，乐于助人，助贫济困，多次带队上山下乡，足迹踏遍三秦，长年深入疫区，不顾个人安危，调查研究，制定方案，送医送药，热情为人民群众服务，并乐于帮助贫困地区的学校、灾区人民，受到广大人民群众的赞誉。这种严于律己、首重医德、治学严谨、勇于创新的敬业和奉献精神，永远值得我们纪念和学习。

纪念和学习米伯让先生的敬业和奉献精神，一是学习米伯让先生始终坚持全心全意为人民服务的宗旨，树立高尚的道德风尚。当前我们正在学习和贯彻党的十六大精神，全面实践"三个代表"重要思想，加快陕西发展。我们要共同努力，把各项工作整合到全面建设小康社会的宏伟目标上来，其中也包括中医药工作。任何时候，任何情况下，中医药工作者都要始终把人民群众的利益放在首位，在不断地为人民服务中，求得事业的更快发展。

二是学习米伯让先生对医术精益求精的精神，不断提高专业技术水平，为人民群众服务。随着社会的进步和发展，人民群众对科技、医药、卫生技术水平提出了更高的要求。因此，广大医务工作者一定要以米伯让先生为榜样，加强学习，勤于实践，大胆探索，不断提高自身的业务素质和技术水平，牢固树立正确的世界观、人生观、价值观，自觉实践"三个代表"重要思想。

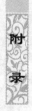

附录

三是学习米伯让先生勇于实践，敢于创新的精神，努力推进卫生事业的发展，为人民健康事业做出新的贡献。科学技术是第一生产力，是促进生产力发展最具革命性的推动力，是实现科教兴陕战略，抢占经济发展制高点，全面建设小康社会的潜力所在、希望所在。创新是发展的灵魂，必须通过创新寻找新的突破。我们要以高度的历史责任感和紧迫感，加强我省中医药事业的研究，尽快形成新的学术优势，加速科技成果向现实生产力的转化，使我省中医药事业的研究和发展上一个新台阶。今天，我们在这里纪念著名中医学家米伯让先生，就是要学习和弘扬老一辈科技工作者敬业、奉献和全心全意为人民服务的精神，为陕西经济社会实现跨越式发展做出我们新的贡献。

2003 年 4 月 2 日

2. 国家中医药管理局副局长房书亭讲话

全国知名中医米伯让先生离开我们已经 3 年多时间了。今天，我和刘保延、许志仁同志从北京专程赶来，同大家共同回顾米伯让先生对中医学、对人类健康事业做出贡献，学习他精湛的医疗技术，缅怀他勤俭朴实、谦虚好学、品德高尚的一生，这对促进中医学术进步，弘扬全心全意为人民服务的医疗道德，具有十分重要的意义。

米伯让先生是我国著名的中医学家，第一批全国名老中医学术经验继承工作的带教导师，卫生部医学科学委员会委员，国家科委中医中药组专家，享受国务院特殊津贴专家，曾多次荣获全国卫生系统先进工作者、陕西省劳动模范称号。他从医 60 余年，在中医理论及实践方面造诣颇深。老先生一生中多次下基层，到农村、到工厂、到疾病流行的疫区，深入实际，调查研究，运用中医中药防病治病，以其精湛的医疗技术，救治了无数患者，不仅赢得了三秦父老的信赖，而且其名声享誉海内外。米伯让先生非常热爱中医事业，终其一生，勤学不倦，知识渊博，在工作实践中善于思考和总结，对中医基础理论、伤寒、温病、针灸等均有高深的研究和独到的见解，撰写了许多具有很高学术价值的论文和著作，至今仍在指导着中医临床实践，对中医学术发展做出了积极的贡献。尤其是他那高尚的医德和谦虚的品格，至今仍在激励着我们。他所诊治的患者，上至国家领导人，下至普通老百姓，他一律一视同仁，热诚相待，妙手回春。他谦虚好学，勤奋朴实，始终以一个小学生自居。老先生一生中多次从自己微薄的工资中挤出经费，助贫救困，扶弱助学，为党的中医事业、为人民的健康事业，鞠躬尽瘁，死而后已。

我和米伯让先生的相识，始于20个世纪70年代末期，在北京召开的几次全国中医、中西医结合工作会议上。在我们这些后学晚辈眼中，米伯让先生是和北京的董建华、刘渡舟，上海的姜春华、张镜人，重庆的黄星垣等医学大家齐名的老前辈，令人有高山仰止之感。米伯让先生为人忠厚、朴实、坦诚、耿直，我们从老人家身上学到的不仅是具体的医学知识，更是他对祖国医学的拳拳之心，是他对继承发扬祖国医学的殷切希望。这一切，至今回忆起来历历在目，时时催人奋进。

斯人已逝，但他的精神永存！我们高兴地看到，米伯让先生的学术继承人已经成长起来，使他的经验得以发扬光大，继续造福人民。今天，陕西省政协在这里举行"纪念著名中医学家米伯让先生座谈会"，对弘扬中医理论，继承米伯让先生的大医风范、优良品德将起到积极的促进作用，这些必将激励着新一代中医药工作者，沿着前人的足迹继往开来，做出更大的贡献！陕西自古出名医，这里深厚的文化底蕴和朴实的民风，造就了一批又一批名中医，从历史上的孙思邈、王焘，到现代的米伯让老先生，无不是在这块土地上培养起来的。我相信，在陕西省委、省政府、省人大、省政协的关心支持下，在米伯让老先生的精神影响下，陕西的中医事业一定会取得更大的发展。在这里，我代表国家中医药管理局向陕西省政协表示感谢，向在座的各位领导和来宾表示感谢，向一贯关心支持中医事业发展的陕西省委、省政府、省人大、省卫生厅和有关部门表示衷心的感谢！

3. 纪念著名中医学家米伯让先生座谈会综述

米伯让先生是陕西省享受国务院特殊津贴的著名中医专家，从事中医工作60多年，把一生献给了祖国的中医事业。他医德高尚，医术精湛，享誉全国。为了深入贯彻执行十六大精神，践行"三个代表"重要思想，全面建设小康社会，弘扬米伯让先生崇高的医德医风，继承其丰富的学术成果，振兴陕西中医事业，2003年4月2日，陕西省政协隆重召开了"纪念著名中医学家米伯让先生座谈会"。国家中医药管理局副局长房书亭、医政司司长许志仁，中国中医科学院副院长刘保延，陕西

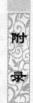

省政协常务副主席、党组副书记朱振义，全国政协常委、省政协副主席、省民建主委李雅芳，全国人大代表、省政协副主席、省民革主委陆栋，全国政协委员、省政协副主席、省九三学社主委刘石民，全国政协委员、伊斯兰教协会主席马良骥，陕西省文化厅副厅长韩望愈，陕西省卫生厅副厅长杨世兴，陕西省中医管理局副局长袁瑞华，陕西省中医药研究院院长刘少明，陕西医学高等专科学校副校长刘绍国，陕西中医学院副院长唐俊琪，陕西省药检所所长杨智海，省上的老领导有全国政协常委、省委原书记、省政协原主席安启元，省人大常委会原副主任牟林生、刘力贞、李天文，省政协原副主席董继昌、魏明中、李经纶、孙天义、姜信真，中科院西北分院原副院长王维琪，陕西省卫生厅原厅长卢希谦、刘爱梅，以及张学文、傅贞亮、杨震、赵石麟、张文、田树仁、雷忠义等老专家，陕西电视台、西安电视台、《陕西日报》《西安晚报》《中国中医药报》西安记者站等新闻媒体记者共计50余人参加了座谈会。

会议由陕西省政协陆栋副主席主持。米伯让先生学术继承人米烈汉从7个方面全面系统地介绍了米伯让先生的一生及学术思想。与会同志分别从生平事迹、医德医风、学术贡献、临床经验等不同角度、不同方面表达了对米伯让先生的怀念之情。

国家中医药管理局副局长房书亭在发言中指出：米伯让先生生前多次下基层调查研究，运用中医中药防病治病，以精湛的医疗技术，救治了无数患者，赢得三秦父老的信赖，享誉海内外。米伯让先生热爱中医事业，勤学不倦，知识渊博，对中医学术发展做出了积极贡献。尤其是他高尚的医德和谦虚的品格，至今仍在激励我们。学习米伯让先生精湛的医疗技术和勤俭朴实、谦虚好学、品德高尚的一生，对于促进中医学术进步，弘扬全心全意为人民服务的医疗道德，具有十分重要的意义。陕西省政协副主席朱振义指出：米伯让先生是陕西省科技、医药、卫生界的杰出代表。在他从事中医工作的60年当中，以其高尚的医德风范、精湛的理论功底和丰富的临床实践经验，为陕西省中医药研究院的奠基和建设，为中医药事业的发展，为人民群众的健康，做出了卓越贡献。我们要从三个方面纪念和学习米伯让先生的敬业和奉献精神。陕西省卫生厅原厅长卢希谦说："米伯让先生是党的优秀党员，是医务工作者的楷模，患者的好医生。他一生襟怀坦白，爱憎分明，始终保持和发扬了党的优良传统和作风。他工作认真负责，一丝不苟，精益求精，清正廉洁；博学精研，建树颇多，医术高明，善待患者；他为人师表，团结同志，在我国医学界德高望重，久负盛名，堪称一代名医和大师。他将毕生的精力奉献给了祖国的中医事业。他对事业孜孜不倦的追求精神，永远激励着后人。"陕西省卫生厅副厅长杨世兴指出：米伯让先生怀着对国家深厚的感情，对百姓的赤子之心，生前多次捐钱、捐物，用于保护古迹，扶贫救困。荣誉面前从不伸手，困难面前勇担重任。年老以后，不忘捐资助学，为培养后人抱病著书立说，将其一生的经验整理成册，毫无保留地奉献给社会。陕西省中医药研究院院长刘少明指出：米伯让先生生前曾先后担任陕西省中医药研究院院长、名誉院长，他忠诚党的中医事业，医德高尚，为人正直，对中医药学术精益求精，是省内外中医界公认的中医理论家、临床家和著名的社会活动家。他经史子集、医文史哲、天文地理无所不通，是一位学识渊博的中医学家，在中医基础、医史文献、疑难病证治疗等方面造诣颇深。陕西省政协原副主席李经纶认为，米伯让先生非常重视党的方针政策，认真学习中央、省委、省政府指示，特别是有关对中医工作的指示，向群众宣传，使大家都能理解党的发展卫生和中医事业的方针政策，并遵照执行。中国中医科学院副院长刘保延认为，米伯让先生的精神对中医药发展是一个巨大的鼓舞，也是非常宝贵的精神财富。米伯让先生作为一个中医学大家，一个文献学研究大家，他的一生，充分说明要做好一个中医，必须注意多学科结合，要把多学科的结合和中医实践融为一体。米伯让先生一生做人求善、科学求真，做好一个医生，做好一个中医药学推动者，学习米伯让先生的精神是至关重要的。陕西省中医药研究院赵石麟研究员认为，米伯让先生是陕西当代中医界的一面旗帜，他学术精湛，见识广博，深受广大患者和人民群众爱戴。他巨大的人格力量，全心全意为人民服务，为发展中医事业而献身的奋斗精神和睿智而勇于创新的学术思想，值得我们效法。

刘少明院长在讲话中指出：米伯让先生以其渊博的知识、执着的事业心，为陕西中医事业及陕西省中医药研究院创建和发展呕心沥血。他多方奔走呼吁，向中央有关部门和省上领导多次陈书直谏，提议案、写建议、呈报告，在1963年至1987年的20多年时间里达100余篇。晚年

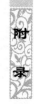

附

录

不顾年迈体弱多病，仍念念不忘中医药事业发展，从不计较个人得失，从不为亲属、子女、好友谋取半点私利，一身正气，两袖清风。他的许多建议和报告得到国家有关部门和省上领导高度重视、支持，并得以落实和实现。赵石麟研究员指出：米伯让先生精读《内》《难》《本草》《伤寒论》，深入学习各家学说，对重要篇章背诵如流，不断汲取现代医学技术知识，涉猎文、史、哲等人文社会科学领域。他重视实践，勇于创新，通过实践验证理论知识，使理论和实践紧密结合，从中获得规律性东西。在疾病防治中，他学习前人理论和经验，但绝不囿于现成模式，对中医典籍中缺乏记载或没有病名的钩体病、出血热、克山病等，深入病区，联系具体患者，根据病情、自然、社会等各种情况，调查研究分析，提出自己的理论见解，制定出有效防治方案，获得良好的防治效果。他防治钩体病、出血热、克山病等的创新和优异成绩，以及他在治疗其他常见重危疾病方面的独特经验，反映了他本人优秀的治学经验和科研素质，给我们在培养人才方面以有益的启迪。陕西省中医医院雷忠义主任医师认为：米伯让先生治学态度严谨，一丝不苟，重视学用一致，学贯古今以通中西，去粗取精，去伪存真，精益求精，为后学树立了典范。他著书立说，引经据典，理论渊博，讲学观点明确，突出中医特色，声情并茂，更能启发后学，催人奋进。经他培养的学生遍布三秦，学术思想到处开花结果。他坚定地为农民和基层服务，多次带领医疗队深入克山病、大骨节病、地甲肿疫区，为农民送医送药。直至暮年，目不能视，仍然牵挂灾区人民。西安交大医学院张文教授以"性格、医格、人格"为题，作诗一首：

> 爱国为民，济世心肠；
>
> 精诚敬业，德技辉煌；
>
> 深入一线，研究独创；
>
> 古方今用，重放光芒。
>
> 中西合作，恳切相帮；
>
> 尊师重道，弘赞岐黄；
>
> 伟业解惑，流泽远长；
>
> 著作等身，浩气永扬。

副厅长杨世兴指出：我们怀念米伯让先生，更重要的是要继承他的精神和对事业的执着，从代表最广大人民群众利益出发，不断完善服务功能，改善服务态度，提高医疗质量，降低医疗价格；还要学习米伯让先生勤勤恳恳做学问，踏踏实实干工作，兢兢业业做医生，鞠躬尽瘁的精神；学习米伯让先生善于继承，勇于创新，与时俱进的钻研精神，将中医药特色和精华发扬光大，积极利用现代科学知识发展中医药，促进中医学术发展；还要学习他实事求是、艰苦奋斗的思想作风。以米伯让先生为榜样，努力促进中医事业的全面发展，为全省 3600 多万人民提供更好的中医药服务。刘少明院长表示，陕西省中医药研究院新一届领导班子决心在上级党政部门领导下，带领全院职工，勇于改革，不断创新，与时俱进，继承发扬米伯让先生为中医事业艰苦奋斗，勇往直前的精神，加快中医药人才培养和学科建设，把医疗做大做强，把研究做精做深，主动面向医疗市场，面向基层，以优质和精良的技术服务于大众，开创中医药医疗科研新局面。

陕西中医学院金志甲教授、西安交大医学院陈金典教授委托米烈汉处长书面表达了对米伯让先生的怀念之情。金志甲教授写道：米伯让先生多次参加陕西地区严重危害人民健康疾病的重点防治工作，不辞劳苦，深入陕西偏僻山区，不仅在防治工作中取得显著成绩，在全省乃至全国产生了广泛的影响，推动了中医医疗水平的发展与提高，而且在防治实践中救死扶伤、治病救人的动人事迹至今仍在医界流传。先生在科研工作中勤求古训、博采众长，师古而不泥古，继承而不断创新，敢于探索的科学精神和实事求是的科学态度值得我们永远学习。先生身为中医前辈，终生尊其先师而爱惜后学，在中医教育工作中教书育人，重在育人，以自身高尚的师德和丰富的学识、严谨的学风成为中医学界的楷模。先生终其一生是一个一辈子做好事的好人，坚持终身学习与研究、笔耕不辍的学者，终身为患者服务的医界前辈。陈金典教授写道：

清明时节雨纷纷，音容宛在忆师恩。
传授医术育桃李，呕心沥血勤耕耘。
风雨南北除顽疾，妙手回春誉三秦。
自奉简约同甘苦，助学救灾情义深。
今逢盛世奔小康，遥告米老慰英魂。

四、2015 年长安米氏内科流派学术研讨会综述

2015 年 10 月 24 ~ 25 日，由国家中医药管理局中医学术流派传承基地、陕西省中医药管理局联合主办的"长安米氏内科流派学术思想研讨会暨国家级名老中医米烈汉临证经验学习班"在西安举办。

中医养生学博士研究生导师、中医学术流派传承推广基地常务理事孙晓生教授，山西门氏杂病流派传承人门九章教授，辽宁中医药大学附属医院康复中心、辽宁彭氏眼针学术流派传承工作室王鹏琴教授，山东中医药大学中医文献研究所刘更生教授，美国华盛顿的吴世华教授和陕西省内专家米烈汉、雷忠义、杨震、苏礼、宋虎杰等参加学术交流会。陕西省政协副主席冯月菊，陕西省人民政府参事、陕西省卫生厅原厅长刘少明，陕西省卫计委副主任黄立勋，陕西省中医药研究院院长刘勤社等出席会议并发表讲话。

刘少明厅长总结了米伯让先生对中医事业的贡献。指出米伯让先生是全国著名的中医临床家，一生恪尽职守，精研学术，辨证精细，论治独特，多次深入疫区，调查疾病流行情况，探索运用中医药防治急性传染病、地方病、疑难杂病的新途径，特别在肝病、出血热、克山病、钩体病等危重疑难病诊疗方面积累了丰富的经验，提出了一整套中医防治克山病的方案，创造性地运用"大炷艾灸疗法"治疗伤寒直中三阴寒厥暴脱证（急性克山病合并休克）；首次提出流行性出血热的中医病名为"温毒发斑夹肾虚病"，制定了一整套中医治疗流行性出血热的辨证施治方案，成绩卓著。米伯让先生一生生活俭朴，常怀急公好义之心，多次为受灾地区、学校、敬老院、福利院等捐助善款；为陕西的中医文献医史研究奠定基础，引领方向；倡议树立孙思邈医德纪念碑，主持校勘重印白云阁藏版《伤寒杂病论》，至今仍传为佳话。国家级名老中医、陕西省中医医院主任医师雷忠义和国家级名老中医、西安市中医医院原院长杨震分别介绍了米伯让先生防治钩端螺旋体病、诊治传染性肝炎和防治流行性出血热的经验。陕西省中医药研究院文献信息研究所原所长苏礼介绍了米伯让先生弱冠从医，毕生治学，在中医基本理论、医史文献、临床研究等诸多领域的突出贡献，是当代著名的中医学家。米伯让先生高瞻远瞩，奠定了当代陕西中医文献医史研究事业的基础；高屋建

瓴，精心规划了中医文献研究的蓝图；躬身实践，在中医文献医史研究领域硕果累累。米老在 1963 年全国医院工作会议发言中，把加强中医文献整理工作作为对中医工作的十三条建议之一，向中央有关领导建言献策。1979 年，米老提出中医文献医史整理研究是继承发扬祖国医学的主要内容之一，一定要用科学的方法，以实事求是的态度制定好整理研究规划，具有科学的预见性和远见性。在米老的具体指导下，先后校印《三阴三阳提纲》《医圣张仲景传》《孙思邈传》等医著五部。自印自订了我国著名中医学家黄竹斋先生校订的木刻版白云阁藏本《伤寒杂病论》。米老当年提出的以广收博采、提纲挈目、提取精华为主要内容的整理研究思想，对文献医史研究选题和方法的确定，至今仍有重要的指导意义。长安米氏内科流派代表性传承人米烈汉教授做了临证经验主题学术交流。

孙晓生教授从中医学术流派的定义、形成、特征、现代学术流派认定的条件、学术流派与中医学发展、发展中医学术流派的关键点、中医学术流派建设的主要任务、全国第一批中医学术流派传承工作室成立、岭南医学流派等几个方面介绍了中医学术流派的形成与发展。刘更生教授认为，流派是中医学术传承之基，是通向学问的最佳门径。发展流派才能众流汇合、百川归海。流派建设的目的在于明确的学术主张、学术特点、学术传承。应充分借鉴传统师承教育的经验，结合本流派特点，除了学术特点，也应包括传承特点、内容、方式、方法等。门九章教授、王鹏琴教授分别介绍了门氏方家治验撷要和彭氏眼针疗法。吴世华教授做了"我的梦想：让中医造福全人类"的讲演。

五、纪念米伯让先生论文选录

米伯让先生两部新著读后

米伯让先生惠赠《四病证治辑要》《中医防治十病纪实》，反复研读，珍如拱璧，如身入山阴，美不胜收。语云："功之成非成于成之日。"正如米伯让先生曾云："关中形胜地，由来毓鸿医，和缓负良誉，思邈尤卓奇。"他身历三师，为国内名宿黄竹斋先生入室高足，传《伤寒》《金匮》之学，亲刊古本《伤寒杂病论》而版存南阳，重印《伤寒杂病论会通》而蜚声海内外，既尽得黄氏之真传，复远绍孙思邈习业精

诚、胆大、心小、智圆、行方之精髓，学养有素，质直而义。从20世纪50年代任教西医高校以来，鉴于"中医不能治急性病"之谰言蜚语，面临农村传染流行，乃以白求恩大夫的精神，多次请缨，组织医疗队亲临疫区前线，以其医学素养，从实践中研究出方案和切实可行的方法，对于白喉、鼠疫、钩体病、出血热、克山病、大骨节病、乙型脑炎、麻风病等急烈性传染病，深入农村、厂矿广大疫区，前后垂20年，送医送药上门，以简便验廉之方法，抢救出无数"有贵千金"之性命，赢得西医拱手，百姓铭心。事实胜于雄辩，这不仅雪洗了"中医不能治急性病"的污点，而且发扬了中医能治急证的特色，这不是偶然，而是有千真万确的文字根据。如《四病证治》中的白喉，米伯让先生旁搜远绍，博鉴约取，通古今之变，不拘一家之言。证有阴阳表里寒热虚实之殊，治有清消补泻汗下和温之异。不但方宜不同，南北异法，北燥而干者，用养阴清肺以脱膜，南湿而润者，用胜湿达原而去腐。且米伯让先生更重视的是"治病活人""辨证辨质"，按法用药，效如桴鼓。《四病证治辑要》凡五万言，此乃米伯让先生精心构思，亲笔楷书，文笔简洁，内容丰富。其卷首《白喉证治》17 000字，字字珠玑，真活人书也。其他如鼠疫传染之速势若燎原，米伯让先生亲临疫区，勇往直前，在本病发生较晚，文献不足的情况下，居然发掘出鼠疫在隋唐已有萌芽，以恶核瘰疬为其特点，本病既以鼠为传染媒介，并认为鼠与蚂蚁有密切联系。所选诸方，皆切实用，乃深入虎穴之有效杰作也。米伯让先生对钩体病、出血热、乙型脑炎反复摸索出治疗规律，属温热病范畴，采用叶、薛、吴、王卫气营血辨证论治。其用清瘟败毒散的临床经验，更是出奇制胜，屡拯危笃，折服了中西医认为不治之同行，胆识过人，远近钦服。其对大骨节病作了大量病因调查，认为属"痹证"范围，从宏观上看与"地方水土，其人骨弱"有密切关系。其所研制的壮骨滋养粉，寓血肉有情之品，为防治"尻以代踵，脊以代头"的最佳方法，此已采入拙著《黄帝内经临证指要》中，又米伯让先生所撰《黄竹斋先生传略》中有医案2则已选入同书，并将其"中华古医学，世界将风行"的预见名言引入本书绪论之中。

此两部中医急证著作，约28万言，乃理论与实践经验之结晶，其学术思想，精华突出，其广泛整辑，条理井然。推而广之，其理法方药用于其他急证，如克山病，出现急性肺水肿者可用葶苈大枣汤以强心泻水，慢性心衰肢冷脉微者用参附强心以固脱，亦可异病同治。金针已度，学者存乎其人，但米伯让先生大声疾呼，其学植浅者，对于急证，谈虎色变，趋吉避凶，自告不敏，此用时废退，乃人为因素非学术之罪也。此书一出，当头一棒，脑后一针，亡羊补牢，未为晚也。医人更医医，弭中医学术之隐，忧于萧墙之内，其功不在禹下。两书的质量符合四性原则，具有临床、教学、科研的实用价值，属国内同类著作的领先水平。读后志感，以鸣其盛。然乎否乎，尚希乔梓斧正。

湖南省中医药研究院　刘炳凡

关学末代儒　黄门真传人
——纪念米伯让先生辞世 3 周年

著名中医学家米伯让先生辞世 3 年矣！我每以崇敬之情，怀念这位长我一岁的老友。

世人皆知先生是国内著名中医，圈内人士亦知其为当代中医大师黄竹斋的传人，但先生又是关学末代儒士，并将关学的唯物哲理融于中医学，却鲜为人知。哀挽先生逝世，我曾以关学末代儒，黄门真传人颂仰，并非饰辞。先生确是位不凡的儒医。不知此，则无以明其秉承关学之精髓，发扬中医学之伟大成就。我以门外汉，冒昧言之，就教方家。

先生少时就学各地，师承多人，然对其为人、治学有决定影响者，则为兴平张晓山和长安黄竹斋。师承黄竹斋，毋庸圈外人多言。张晓山原名元勋，号果斋，习称晓山先生。师承咸阳刘古愚、三原贺复斋，一生致力于关学研究。著有《地球浅说》《原道》《格物测算》《太阳质疑》《新正气歌》等一百二十余卷。其与蓝田牛梦周同为清末仅存的两位关学大师，饮誉四方。辛亥武昌起义，陕西首先响应。曾任陕甘总督之升允，亲率甘肃回汉清军入陕，妄图镇压民军，陕局势如危卵。正是这两位大师出于爱国爱民之仁心，大义凛然，冒死义责升允，卒促其罢兵撤军，从而使陕民免遭涂炭。伯让先生久仰晓山大师之道德文章，1940 年有缘于家乡泾阳县味经书院投师门下，后又随同入三原清麓书院、兴平宏仁书院受业，为关学末代门人。先生原名锡礼，聆听大师讲解《礼·礼运》："大道之行也，天下为公……"及泰伯让国故事，心有所悟，遂将祖田分给贫户，并易名伯让，以字行，以明其志。由此可知其对大师教诲之崇信与笃行。

北宋张载（人称横渠先生）创立之关学，中经明末清初周至李颙（号二曲），到清末牛、张两大师，历约八百年，代代相传。关学承认物质先于精神而存在，反对以"理"为万物之本源，提出虚空即气，主张气为充塞宇宙的实体，由于气的聚散变化，形成各种事物现象。现代科学验证，即以地球与其他星球的形成而言，确乎如此。伯让先生秉承关学哲理治医，重视"气"的研究。1990年，他赴北京参加名老中医拜师大会后转道兰州，当知我单位下属有高原大气研究所，要我协助其去江河源头考察。我不理解此举用意，他给我阐述关学"气"的学说，深入浅出说明人与环境的关系，主张医学研究应将人置于自然与社会环境中考察辩证，使我领悟到"气"的学说似应为当代环境学、生态学之发轫。此时先生年已古稀而体衰，我爱莫敢助。由此，我对先生以前下克山病区考察，带队下疫区防治研究钩体病与出血热之必要，才有了进一步的认识。先生一贯将环境与中医学研究结合起来，应该说这是个创举。

关学的唯物哲理，决定了它重实践的特点。先生不计艰苦，多次到疫区进行医疗与研究，表明其谨遵关学重实践的教导，深信实践出真知的哲理。果然，他前后多次下疫区医疗与研究，均取得很大成果。据我所知，他在周至防治出血热与在城固防治钩体病疗效显著，并总结出整套的防治方案，经卫生部门推广。坐诊室、守病房是医学实践，而先生更重视下乡下厂到病区，进行医学实践。望、闻、问、切是起码的医学实践，而先生更重视到自然与社会环境中进行实践。他在中医学研究上确实走出一条独特的新路，值得提倡与推广。

先生的医德医风，更令人敬仰。其以断指入药医父疾无效，愤而学医。解吾忧推及人之忧，痛己亲推及人之亲，立志济世。其为秦越人修墓立园，为张仲景《伤寒杂病论》十二稿版本之保护与重印，为孙思邈树医德纪念碑等事，不辞艰苦，奔走呼号，发扬"大医精诚""大医习业"之医德医风。曾闻先生为一枢要诊病，违医政当局之意，拒增一味补品，又拒减处方剂量，使我领悟此乃先生师承孙思邈拒仕两朝圣明主，一心立志济群氓之遗风也。我还躬与先生为一枢要诊疾之事。这位枢要来陕，机务繁忙，不克休息，而又出访在即，急需脱病。先生诊后开一处方，只服一剂。随从医官阅后有些担心，礼貌地说："可否服二剂？"先生手作拒势，说："无须。"果然灵验，一剂病除。从这一事例，使我联想到扁鹊对齐桓侯不承其色而言疾的故事。实事求是应为良医之本色。医者不因其位高而忌言其疾，而又不增开补品而获其欢；不应以担风险，使小病大养或减剂量以求平稳。先生乃其人也。使我有机会再次对老友表达缅怀之情，谢谢主席和诸位。

中科院西北分院原副院长　王维祺

医德高尚、勇于实践的中医学家米伯让先生

米伯让先生是省内外、国内外知名的中医专家，在群众中享有盛名。我在中医学院工作的 40 年间，虽未曾亲聆教诲，却被他崇高的医德、造诣极深的理论以及精湛、娴熟的医术所熏陶，并因此而获益匪浅，在此谨就米伯让先生在防治传染病及抢救危重急症方面略谈一二，以勉后学。

米伯让先生在西安医学院和陕西省中医研究所工作时，曾多次率队深入陕北延安地区、陕南汉中地区以及关中咸阳等地区，其救死扶伤之足迹踏遍三秦大地，在防治克山病、钩端螺旋体病和预防流行性出血热工作中不辞辛劳，深入患区，取得了大量第一手珍贵资料。

20 世纪 60 年代，我省汉中地区钩体病大流行时，米伯让先生率队前往，到达之日，有的领导便安排住进汉中招待所，先看看名胜，而后再去疫区。米伯让先生得知后婉言谢绝，于是在等了几天未见安排的情况下，毅然独自去南郑县建点，运用中医药理论防治该病，取得了很好的效果。从此以后的 6 年间，他每年都巡回在汉中、城固、勉县等重灾区，亲临第一线，以切身的经验和精湛的理论制定出切合实际的《陕西省汉中地区钩端螺旋体病中医防治方案》，并应邀多次举办学习班，培训了大量的骨干分子，开创了我省中医药防治钩端螺旋体病的新局面。不仅减轻了患者的痛苦，同时强有力的支援了农业生产，深受当地群众的欢迎，受到上级表彰。

我们知道，中医对于急症的治疗，历来被视为薄弱环节，米伯让先生却对此颇具慧眼，他认为中医学术的发展，首先应突破此环节。在潜心钻研理论的基础上，米伯让先生经过长期反复的临床实践，拟定的中医治疗钩体病方案，经辨证施治，其有效率高达98.92%；治疗克山病有效率达61.9%，取得了可喜的成就。如1959年冬，在陕北黄龙县诊治一李姓女患者，当时西医诊断为"克山病慢型急性发作"，症见面色、口唇、手指发青，舌白苔滑，脉微欲绝。因无输氧设备，大剂量维生素尚未应用于临床，米伯让先生当即辨证为伤寒血虚寒厥证，治当温经散寒，养血通脉，益气和胃，平肝降逆。方用当归四逆汤加党参、吴茱萸、生姜、白酒。服第1剂后约2h，即见患者手足转温，脉转有力，胸闷恶心消失，呼吸平稳；服第2剂后精神好转，病人脱险。

米伯让先生在防治钩体病中，经大量实践，反复多次验证，首先提出其中医病名为"秋瘟时疫"，并随病提出其证候可分为"伏暑、湿温、温燥、温黄、温毒、暑温"6种。治疗中采用伤寒和温病中的"存津液、保胃气、扶正祛邪"这一中心思想。

在流行性出血热的防治中，经大量的观察和实践，米伯让先生首提病名为"温毒发斑夹肾虚病"，并以银翘散加党参、杭白芍、升麻、葛根作为治疗出血热气分证的主方。在该病出现厥证时，他提出"热厥寒厥需慎辨"，而不能一概认为此病只有热厥一说。从而又归纳出7种证型，即火郁血实热厥证、火郁中焦热厥证、精亏阴伤痉厥证、肝风内扰呃逆证、正虚邪实蛔厥证、血虚表郁阳邪内陷厥逆证、气脱血瘀寒厥亡阳证等。对于严重危害人民群众身体健康的克山病，米伯让先生独特的提出该病是由于饮食、劳倦、水土，以及病区独特因素所致的中气不足，进而累及心脏的一种地域性慢性虚衰性疾病，从而提出了一套行之有效的中医论治方案，特别在病情紧急，用药不及时，可选姜酒汤、硫黄散、正阳散，配合针灸或吴茱萸、大葱敷脐法等解急之法。以上所言片语，只是米伯让先生医林生涯事迹之一小段，从中不难看出米伯让先生高尚的医德和勇于实践的精神。作为他的学生，我们将永远向他学习，为振兴中医奋斗终生。

陕西中医药大学　张学文

圣道传薪人，南阳一功臣

——写在米伯让先生逝世3周年之际

梦中几度赴长安，聆听米伯让先生论伤寒。

全国著名中医学家米伯让先生已经离开我们3年了。3年来，对他的思念之情与日俱增，他的音容笑貌如在眼前，还常常浮现在我的梦中。我梦见他依然穿着那件来南阳时穿的黑色毛领半旧大衣，挂着拐杖伫立在秦岭之上，眼镜后面的深邃目光深情地遥望着南阳方向，他不仅是秦岭之巅的松柏，他还是医林的一棵参天大树。

从古至今，西安和南阳的关系源远流长。当年秦穆公用5张羊皮赎买楚奴南阳人百里奚，命名秦国大治，从而走上强国之路；刘邦从南阳西出武关，一路披靡攻取了秦都咸阳；李自成出商洛于南阳发展义军20余万，从而饮马黄河直逼京师；当代南阳人姚雪垠挥毫大书农民领袖，使陕西英杰名扬天下。自从20世纪30年代陕西名医黄竹斋先生到南阳朝拜医圣张仲景，致书时任南阳县县长王幼桥敦请修复医圣祠，60年代米伯让先生晋谒医圣祠，80年代米伯让先生曾两次赴南阳参加有关仲景学说研究的医事活动。他们师徒两代开辟了西安与南阳中医学术交往的热线，两位先生的高风亮节和渊博学识曾给南阳医林留下了难忘的印象，为仲景学说研究事业谱写了辉煌的篇章，同时也进一步拉近了西安和南阳的距离。他们在南阳留下的足迹，随着时间的推移，其医学乃至文化价值将会越来越受到全国中医界的重视。

1. 古版送南阳，壮举感医林

我有幸认识米伯让先生于1981年12月。当时正在筹建南阳张仲景研究会，拟请全国著名中医学家而且在仲景学说研究方面有很深造诣的岳美中、任应秋、米伯让、刘渡舟、张赞臣、李聪甫等先生担任名誉会长。是年米伯让先生还在陕西省中医药研究院院长任上，接到聘请函后欣然决定同意担任名誉会长，并应邀请赴宛参加南阳张仲景研究会成立大会，同时亲自护送280块白云阁藏本《伤寒杂病论》木刻版至南阳医圣祠收藏。该书据说为张仲景46世孙张绍祖于清同治三年授于桂林名医左盛德，左先生珍藏40余年未尝轻示于人，于清光绪二十四年授于门人桂林罗哲初，罗先生又珍藏30余年。当年黄竹斋先生（后为米伯让先生老师）为使仲景学说光大宇内，曾到处收集仲景的史迹和佚著。

附录

891

1934年赴宁波天一阁藏书楼阅览古籍，值时经宁波名医周岐隐介绍得识流寓此地的罗哲初先生，罗先生敬慕黄竹斋弘扬仲景学说的功绩，遂将《伤寒杂病论》授于黄先生。后经深入研究，并与其他版本进行比较，发现该版本有六大特点：一是合《伤寒》《金匮》为一部，恢复了《伤寒杂病论》十六卷的原貌；二是内容编排规整，序言后先总论后各论，先诊断后治疗，顺理成章，井然有序；三是对六淫病邪论述比较详尽，卷四专论温病，扩大了温病的证治内容；四是全书以整体观念为指导思想，以三阴三阳为辨证纲领，以脏腑经络学说为理论依据，深契仲景以六经钤百病之微旨；五是全书体例一以贯之，首尾相顾，结构严谨；六是存宋版《伤寒》《金匮》中没有的方子88个，订正错简、脱、讹、衍之处甚多。从而认为该版本应是当初仲景先师修订过的第十二稿本（宋代颁印全国的《伤寒论》是第七稿本），为祖国医学宝库中珍贵文献之一，对深入探索仲景大论的本始具有不可估量的价值。黄竹斋先生曾多次提请国民党陕西省教育厅予以刊印，均遭拒绝。1939年，由辛亥革命陕西将领张钫捐资付梓，并嘱版藏南阳医圣祠。当时刻制木版，印出250部。后拟将此版送至南阳医圣祠，但因抗日战争炮火连天未能成行。1947年，黄竹斋先生携门人米伯让先生再诣南阳谒告仲圣喜得《伤寒杂病论》第十二稿，并刻版印行，将其传播于海内外。同时撰写了《祝告医圣文》一篇，文中告曰："观书天一阁，邂逅得良朋。发潜德之幽光，获久湮之秘经。活人真书，由此流通，千载疑误，有所订正……"1960年黄竹斋先生在北京中医研究院病重期间还念念不忘，临终时嘱咐米伯让先生："你一定要亲送南阳医圣祠保存，以备来者研究。"借此南阳盛会，米伯让先生亲送书版至医圣祠，一则可了黄、米二位先生多年的心愿，二则为南阳医林和张仲景研究会的成立送来了无价之宝，三则为仲景学说的深化研究提供了极其丰富的资料。1981年12月至1982年1月，新华社、《人民日报》《健康报》《河南日报》和日本《中医临床》等报刊都报道宣传了米伯让先生赠送古籍木版的义举。米伯让先生于南阳会后曾赋诗一首寄我以抒发当时的心情。题为：再诣南阳拜谒医圣张仲景祠墓，于1981年12月19日返陕途中有感：

含泪依依别南阳，忆及当年独自往。

严寒风雪路多障，未能阻我诚满腔。

何时能偿吾师愿，重任在身时未忘。

历经曲折十二稿，终于亲自送南阳。

补刻完整存祠内，仲圣佚文再重光。

此书重印播海外，共赞珍贵五州扬。

多年夙愿今已偿，党政群贤共表彰。

我今此举乃己任，道衍南阳源远长。

来年若能再谒圣，中外医家聚一堂。

百家争鸣百花放，仲景学术更馨香。

余虽体弱气未衰，不断努力添篇章。

更望吾人再接励，继志寿民万世昌。

　　米伯让先生的诗行中洋溢着对仲景先师，对伤寒大论，对黄竹斋老师，对圣地南阳的深厚情感，我当时曾兼任《张仲景研究》期刊主编，就将全诗发于 1982 年第 1 期以使医界共飨。从此南阳张仲景研究会有了一位运筹指导的名誉会长，我本人也十分有幸结识了一位堪称典范的师长。

2. 弘扬仲景学，毕生铸医魂

　　在南阳张仲景研究会成立大会上，米伯让先生热情洋溢地讲述了"伤寒杂病论的分合隐现"，介绍了黄竹斋先生的治学精神和对医圣先师的无限深情。黄竹斋先生于 1907 年撰写《三阳三阴提纲》，阐发仲景六经钤百病之本旨；1914 年撰成《伤寒杂病论新释》十六卷，卓然成一家之言；1922 年撰成《伤寒杂病论集注》十八卷，70 余万言，被《中医医学大辞典》主编谢利恒称之为"集伤寒论学说之大成，诚医林之鸿宝也！"1924 年，他有感于《三国志》《后汉书》无仲景之传，乃遍搜诸家子集、野史杂记、历代名医评赞，撰成《医圣张仲景传》一册，可补正史之缺如；1930 年至 1935 年又撰成《经方药性辨》《伤寒论类编》《伤寒类证录》《伤寒六经提纲歌》和《伤寒杂病论读本》等专著，对当时学习运用仲景大论发挥了很大的推动作用；1949 年，他采集百家之长，结合自己长期研究仲景学说的心得，以桂林古本为蓝本，撰写《伤寒杂病论会通》十八卷，使《伤寒》《金匮》合一炉而后达到融会贯通。黄竹斋先生在毕生研究仲景学说的同时，还不遗余力地为仲景祠墓的修复而奔走呼号。1933 年在兵匪遍地、道路险恶的情况下，他亲赴南阳医圣祠朝圣，并作实地考察，写下了"谒南阳医圣张仲景祠墓记"，并写了"致南阳县县长王幼桥函"以敦请修复医圣祠墓。后又赴南京向国民党政府提交"提议募捐重修南阳医圣祠享殿以崇先圣而扬国光案"，同时发起成立中央国医馆附设重修南阳医圣祠董事会，团结联合各界人士为修复医圣祠画筹出力；1935年又撰写了"请咨河南省政府拨还南阳医圣祠祀田案"，竭诚呼吁归田养廉。米伯让先生介绍的黄竹斋先生弘扬仲景学说，发展仲景事业的功绩，使与会人员受到了一次十分深刻的教益，大家称赞黄竹斋先生乃是当代国医的楷模。

历代中医事业的发展虽然历经坎坷，但总是既有忧也有喜，忧的是命运多舛，喜的是传薪有人。像我们闻之深受感动的黄竹斋学术和黄竹斋精神均由他的门人米伯让先生全部继承下来，并且得到不断发展。

1964年，米伯让先生亲来南阳拜谒医圣祠，进行实地考察，拍摄祠院正门、仲景墓、张仲景故里碑、原卫生部部长李德全的题词碑等照片8张，并与原南阳市的名老中医座谈仲景学说的继承发扬情况，还到当时的中医学校作了学术报告，使学生们受到很大鼓励。

1980年在昆明的一次中医会议上，米伯让先生与任应秋、刘渡舟等十余位全国著名老中医发起成立全国张仲景学说研究会学术机构，并决定于1982年10月在南阳召开首次全国仲景学说学术讨论会，以后又增补了6名中年筹备委员协助老先生们工作，本人当时亦愧列其中，虽与米伯让先生未曾晤面，但在中华全国中医学会下发的文件中曾有一纸缘分。由于多次去北京开会，对米伯让先生的情况已有初步了解，时常期盼着能够早日见面。1981年12月，当得知米伯让先生欲赴南阳时，大家十分欣喜。他告知我们只让去西安一部救护车以备装运木刻版之用即可。后来得知救护车回南阳了，我们跑出去迎接木刻版，只见米伯让先生亦乘该车前来。当时时值隆冬，道路不畅，救护车翻秦岭、越伏牛，车中寒冷，千里颠簸，先生下车后许久不能行走。目睹此情，我们都热泪盈眶。事后始知先生夏秋时均在住院治疗，目障头眩、心悸咳喘、腿足剧痛。先生为彰圣道、为报师恩的感人事迹至今使我难以忘怀。此次大会期间，米伯让先生数次到医圣祠朝拜、献版、留影，在大会上做学术报告，会见莅宛的各位全国名老中医，与南阳党政领导和医界同仁商讨医圣祠的修复和仲景学说的弘扬。会期中虽然紧张忙碌，但精神非常愉快。他对我说："虽说是冬至时节，阴气大盛，但我却觉得如沐春风，这几天是我心情最为愉悦的日子。"他诗兴大发，曾赋长诗一首，题为"再谒医圣张仲景祠墓有感"，我当时先睹为快，后于1981年12月12日于张仲景学说研究会成立大会上宣读并载《张仲景研究》，今录其片段如下：

> 仲景学说万世宗，只因活人功无穷。
> 垂教立法著方论，实践理论效用真。
> 医救生民无数命，仁术教泽传东瀛。
> 继往开来称医圣，并非帝王下诏封。
> 民感其德出自发，谁敢恃权轻医宗。
> 中华医学成体系，仲圣科学总结成。
> 伤寒杂病立规范，远见卓识教后人。
> 玄冥幽微早有训，变化难极要究深。
> 历代医家钻研它，发展流派欣向荣。
> 一本万殊百花放，殊途同归天地心。

1982年春夏，米伯让先生为将在南阳召开的全国首次张仲景学术研讨会提了许多建议，他还向不少中医界老朋友写信，告知会期，约同赴会。如他在致北京中医研究院研究生班班主任方药中教授的信中说："今秋在河南南阳召开医圣张仲景学说讨论会，这是一次慎终追远之盛会，意义很大。"从而充分显示了米伯让先生对南阳大会的殷切期待。但因秋后宿疾复发住院，未能参加南阳的10月会议。会后十余日，我与时任南阳地区卫生局局长的闫熙照同志赴西安探望米伯让先生。他非常欣喜，3天之中曾6次与我们畅谈医圣之事，对南阳张仲景研究会的研究方向、医圣祠的修复远景、大殿圣像雕塑、大殿左右陪享、东西厢房的文物陈列和祠院布局等都谈了自己经过多年思考的意见，米伯让先生对发展南阳仲景事业真是一往情深。

1987年全国在南阳召开第二次张仲景学说讨论会，米伯让先生亲自到会并和刘渡舟教授一起担任大会学术委员会主任，从而使大会内容空前丰富，开得非常成功。会议不仅交流了仲景学说研究方面的最新学术成果，推动了对仲景学术的深入研究。同时还拜谒了修复后的医圣祠，审定了张仲景的标准画像，参观了张仲景国医大学，论证了仲景学说系列教材的编写计划，一致通过了关于成立中华全国中医学会张仲景学说研究会组织机构的提案。米伯让先生和刘渡舟教授还受大会全体代表的重托，同时也是全国中医界的多年祈盼，在大会期间将上述提案送给亲临大会的原卫生部副部长、国家中医药管理局局长胡熙明同志，并向胡部长反映了代表们的心声，胡部长当即表态同意并支持成立全国性的张仲景研究组织，使全国的仲景学说研究多出成果，进一步提高中医药人员的学术水平。米伯让先生和刘渡舟教授的活动为全国和仲景研究会的建立发挥了主导作用，也是他们晚年为全国中医事业的发展创立了不朽功勋。

1983 年 8 月，米伯让先生给我的信中谈了两件事，一是曾去新疆吐鲁番寻找"回鹘文版"《伤寒论》，惜未寻见，二是前去桂林访问伤寒十二稿之传授渊源和张仲景 46 世孙张绍祖、桂林左盛德、罗哲初的后人弟子等。我不由心中一热，又想起黄竹斋先生的《宁波求书记》。半个世纪以来，师徒二人，一脉相承，为彰圣道，锲而不舍！这就是黄、米二位先生留给当今医林最为宝贵的精神财富。

3. 寄意国医大，培养继承人

米伯让先生十分重视中医教育工作，把培养中医的后继人才视为当务之急。1985 年秋，当我们在南阳创办的张仲景国医大学举行开学典礼时，米伯让先生因住院治病，虽然不能亲自来宛出席，但却亲托研究院文献医史研究室副主任李景荣作为代表并持他的亲笔信函参加开学典礼，他在 1200 余字的贺信中热情地祝贺大学的成立和开学，深情地回顾了南阳—西安在中医学术上源远流长的亲密交往，满怀激情地期望大学蒸蒸日上。他说："贵校遵循党的中医政策制定的为解决中医队伍后继乏人，尤其是后继乏术的严重问题，尽快培养出高水平的中医人才，为发挥中医学在世界的优势和医圣张仲景故里——南阳——在世界医学界的影响地位，使中医立足中华，面向世界，为人类作出应有贡献的崇高办校宗旨及作为国医综合大学的规模和学系设置等，这些在中国医学史上都是史无前例的。"他还亲笔书写贺联一幅以抒情怀："国医大学喜开典，世界必将桃李馨；仲景学说如天地，天地不灭永长春。"同时还送来《伤寒杂病论会通》500 部和《黄竹斋先生传略》500 部赠予学校，使我校教职工和首届学生汲取了丰富的理论营养。

米伯让先生从各方面关心学校的创建、教学和学术研究。1986年2月，当得知我们创办了向国内外发行的《国医论坛》杂志后，他来信表示全力支持学刊的创办，希望办成一个影响海内外的学术阵地，并惠寄稿件。当时在创刊号上就首发了米伯让先生与本校著名教授、《易经》学者罗德扬讨论"周易与国医"的文章，使刊物大为增色。继之杂志开设了"现代已故中医学家传略"栏目，米伯让先生即将自己撰写的《黄竹斋先生传略》寄给《国医论坛》独家发表，1987年全国第二次仲景学说讨论会期间，米伯让先生还同我专题谈了办杂志的事，他说很多年来想办个杂志，办杂志好，可以把我们中医界的学术精华整理出来，传播出去，杂志的内容比书本广泛，发行又比书本快速，读者又多。但终未实现，已成憾事。他期望我和有关同志办好《国医论坛》，为振兴祖国医学呐喊助威。

1986年8月，我去西安常宁宫疗养院看望米伯让先生时，他深情地说："我一生崇敬三位古人，就是张衡、张仲景和诸葛亮，这三位的祠都在南阳，等几年完全休息了，我每年去南阳住两个月，可仔仔细细地到他们的祠庙去读读匾额碑刻，看看文物书评。需要的时候，我还给大学少年班讲讲《医学三字经》。"我说："米伯让先生，我们盼望着你去南阳，到时候，我陪你去访古。你说讲《三字经》，说得太谦虚了，不过《三字经》也不是随便能讲好的，你讲《三字经》一定能把陈修园的奥秘之处揭示出来。你要去了，一定要给我们全体教师讲怎样做人，怎样为医，怎样治学，怎样深研伤寒大论。"

由于各种原因，米伯让先生上述的心愿一直未能实现，每思至此，常为叹息！

在与米伯让先生的交往中，我深感他不仅有济世的胸怀，渊博的知识，而且还有一种人格的魅力。我觉得有3个方面非常人所能及：一是终身致力于弘扬张仲景学说和发展仲景事业；二是毕生不忘师恩，数十年继承老师学术，整理老师遗著，宣传老师业绩，完成老师遗志。在各种会议上，在各类文章中，在与朋友、同志、学生们的谈话和书信中都是谈老师的学问和精神，很少谈及个人，这种尊师重道的美德是中华民族的瑰宝；三是不论在任何情况下始终坚持实事求是，善于直言不讳，反对人云亦云，附炎跟风。如1983年他给南阳医圣祠的信中畅谈了祠

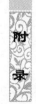

897

中准备石刻《张仲景组画》和《历代名医像》画稿的个人意见。信中既肯定了此举具有 4 个方面的贡献，又坦率地指出了其中的不足之处。像《张仲景组画》仅设计25篇和《历代名医像》仅选入112幅，均不够丰富。同时还强调："惟采取画像人物，必须是以首重医德准则……若技艺精绝而无品德者皆为世人鄙视摈除之。今采集画像列入医圣祠内，若无是非准则之分，鱼目混珠，反成争名之场所，实非所宜。"米伯让先生所说的确是至理名言，是一种高度负责的认真态度。上述三个方面反映了米伯让先生的高尚品质，这就是数千年民族文化陶冶而成的"中医精神"。

4. 杏林枝满感众力，圣地辉煌慰米师

在米伯让先生和其他名医们乃至全国中医药界同仁的共同努力下，近年来．南阳弘扬张仲景学说的力度越来越大．取得了丰硕成果。医圣祠周边土地扩大许多，庙貌更新，博物馆、文献馆文献资料不断充实，全国仲景学说研究分会、南阳张仲景研究会两会活动频繁，国际研讨会数度召开，圣道在海外广泛传播，国医大学当年一个专修班数年间先后考上30余名硕士和博士研究生，有的已成为教授、博导，还有的已成为日诊百人的青年名医，《张仲景研究》《国医论坛》两刊继办，受到中外的好评，南阳市中医院、南阳张仲景医院、南阳市中医中药研究所两院一所在运用经方治疗疑难疾病方面有很大进展，《张仲景》电视连续剧和《伤寒论》电视艺术教学片均上荧屏，仲圣的光辉形象传遍五洲四海。20世纪第一春，南阳市委、市政府启动了"六位一体"的张仲景医药创新工程，使国内外有关人士为之振奋，一个弘扬仲景学说，振兴祖国医学的大潮正在伏牛山下汹涌奔腾，波涛震空。我们今日可以无愧的告慰米伯让先生，先生的心愿正在逐步实现。先生喜赋"五言古诗"，我亦趋步学作一首五字拙句以酬先生。题为"米伯让先生与医圣故里"：

> 丹心尊医圣，拜师研大论。
>
> 成名怀师恩，返始永报本。
>
> 千里走南阳，精诚启众人。
>
> 送版下秦岭，中外传佳名。
>
> 成立研究会，抱病播真经。

发起全国会，圣道彰东瀛。

筹建圣学会，研索有保证。

期待国医大，育苗壮杏林。

赐稿惠学刊，拳拳良师心。

广交南阳友，信函哲理深。

宛城留足迹，中州绕清音。

圣道传薪人，南阳一功臣。

注：此"南阳"为医圣代称。《医学三字经》书中有"越汉季，有南阳，六经辨，圣道彰"等句。

河南省南阳市张仲景研究会副会长　廖国玉

医德高尚的中医学家米伯让先生

米伯让先生，原名米锡礼，晚号石斋，中医研究员，内科主任医师，著名中医学家，中共党员，1919 年 2 月生于陕西省泾阳县。

1. 发愤学医，从师隐居

米伯让先生 18 岁那年，因父患重病，多方求医无效，听说断指入药和祈祷神灵可愈父病。他救父心切，遂用厨刀自断左手食指入药，并在庭院里脱衣跪拜神灵保佑 3 夜，终无济于事。这事强烈地刺伤了青少年时期米伯让先生的心灵。他悲愤交集，深痛庸医昏聩欺世，识破了神灵庇佑之愚昧，遂立济世寿民之志，决心献身于医学事业。他继私塾启蒙后，就读于泾阳县清麓正义书院，师事关学大师张果斋（鸿山）先生、兴平学者赵宝珊（玉玺）先生，发愤苦读经史子集，博览群书，寝馈岐黄仲景，旁及历代诸家，从而为深入钻研中医奠定了坚实而广阔的文史哲基础和医学基础。他 18 岁学医，多方求师，20 岁行医，知名于乡里，23 岁拜师于著名中医学家黄竹斋先生门下，24 岁（1943 年）获陕西省卫生处考试及格证书及卫生部中医师证书。

中华人民共和国成立前，米伯让先生目睹国民党政府政治腐败，丧权辱国，社会黑暗，民不聊生，对中医采取排斥以致取缔的反动政策。他义愤填膺，毅然决然地和黄竹斋先生一道，从西安城里搬到长安县乡下少陵塬双竹村，筑土窑洞居住，潜心钻研中医学术，行医于长安樊川一带。并曾应聘长安县第一中学，任生理卫生教员兼校医。他以发扬中国医学为己任，把精神寄托在学术研究中，企图以学术救国。在他写的一首《哭先师黄竹斋先生》诗中有这么几句："忆我从师日，转瞬四十春，当年忿世时，同隐杜陵村，矢志作华胄，忧国又忧民，每当谈国运，不由心痛沉！苛政无力除，寄意在山林……朝夕相过从，恬淡乐天真，名利若粪土，富贵如浮云。虽居土窑洞，事业为功勋，闻鸡即起舞，夜静操琴音。"正是他这一段清贫淡泊隐居生活的真实写照。

中华人民共和国成立，党中央制定的中医政策，使祖国医学受到了前所未有的重视。1954年，米伯让先生被聘请到西安医学院任中医科主治医师、讲师，学院为他安排了讲座。中医能进医学院，中西医结合为人民健康服务，这是在旧社会做梦也想不到的事。他追昔抚今，感慨万千，隐居了十多年的米伯让先生，如久旱逢甘露，再也按捺不住自己对党感激，对新社会热爱之激情，决心把自己的一切贡献给党所领导的人民卫生事业。

2. 精研医理，勇于实践

半个多世纪以来，米伯让先生从事中医临床和理论研究。擅长中医内科、妇科、中医基础理论、文献医史及针灸。特别是在中医伤寒学说和温病学说的研究中，自辟蹊径，独树一帜。如他在钩端螺旋体病中医防治研究中，以中医理论体系为指导，辅以现代医学微生物、生化检验等，通过对钩端螺旋体病657例的辨证施治和临床观察，历时六载，反复验证。根据大量研究资料，首次提出钩端螺旋体病的证型有伏暑、湿温、温燥、温黄、温毒、暑痉等6种，有热淫所胜、伤津耗液的特点，治疗过程中运用伤寒、温病学说中"存津液，保胃气"和扶正抗邪这一中心思想，患者虽高烧数日，不需输液，而临床上无明显脱水征象出现。他依据"温病下不厌早"的启示，在该病伏暑气分阳明腑实证，采用白虎汤加大剂量增液汤，多能起到"增水行舟"热随便解之功效，而无峻泻失当之虑。关于寒温之争，他认为："伤寒与温病都有广义和狭义之分，两者是一脉相承的，承先启后，各有发明。"他综合灵活地运用六经、卫气营血、三焦、经络诸辨证纲领，提出了一整套治疗秋温时疫（钩端螺旋体病）的辨证施治规律，治愈率达98.92%。1965年应邀为我省汉中地区制定了"陕西省汉中地区钩端螺旋体病中医防治方案"，并应邀为当地培训了中医防治钩端螺旋体病骨干。他卓有成效地指导着临床实践，使我省中医界防治该病有章可循，开创了我省用中医中药治疗钩端螺旋体病的新局面。1964 年，在国家科委中医中药组成立会议上，米伯让先生应邀在科学会堂对该专题研究作了学术报告。公认中医治疗钩端螺旋体病是一个普、简、验、廉的好方法，破除了中医只能治慢性病，不能治急性病的疑虑。像这样对于一种急性热性病进行中医防治研究，历时之久，规模之大，病例之多，疗效之确，中华人民共和国成立以来在中医界是罕见的。

　　米伯让先生亲赴疫区对流行性出血热 82 例辨证施治全病程的系统观察，依据其病因病机、临床特点，首次提出该病的中医病名为"温毒发斑夹肾虚病"。他借鉴古代医家应用解表药中加补药、清热药中加补药以祛邪扶正固本的经验，提出用银翘散加党参、杭白芍、升麻、葛根作为治疗出血热卫分证的主方。银翘散以辛凉解表，透热解毒，加参、芍益气护阴，升麻散热、净血，葛根解肌生津，鼓舞胃气，有明显减轻中毒症状，预防厥逆证和越期而愈的作用。痉厥是该病常见的危重证（常发生在出血热病休克期），据观察该病痉厥证，计有火郁血实热厥证、火郁中焦热厥证、精亏阴伤痉厥证、肝风内扰呃逆证、正虚邪实蛔厥证、血虚表郁阳邪内陷厥逆证、气脱血瘀寒厥亡阳证等 7 种，非止热厥证之一端。否定了流行性出血热只有热厥之说，提出"热病寒厥需慎辨"之警语，丰富发展了该病痉厥证的辨证施治，并提出一整套中医治疗出血热的辨证施治方案。

　　克山病是存在于我省部分地区的一种地方病。米伯让先生曾于1959—1968 年到发病地区观察地形地貌、气候变化，调查疾病流行情况，了解群众生活习俗，进行临床观察，提出该病乃由于饮食劳倦，不服水土，以及疫区独特的外因所致的中气不足，进而累及心脏的一种地域性慢性虚衰疾患。本病的潜在型属于虚劳内伤病范畴，慢性型为虚劳内伤病之续发病，急性型为虚劳内伤病突受外因过度刺激所诱发之突变病。他提出了一套完整的、行之有效的中医防治方案。此外，他还依据《伤寒论·少阴篇》"厥逆灸后，脉还者生，脉不还者死，脉暴出者死，微续者生"的记载，创造性地用大炷艾灸疗法治疗伤寒直中三阴寒厥暴脱证（急性克山病合并低血压），可以使血压由测不出到测出，或使低血压上升 20～40mmHg，对抢救本病提供了一个重要的辅助疗法。

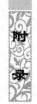

米伯让先生研究《伤寒杂病论》，理论与临床密切结合，运用前人方剂非常严谨，即使一味药的取舍，必有理法的依据。他一贯强调临证必须辨证求因，审因立法，分清主次，依法定方，加减有度。如他研读《金匮》"胞系了戾"一语，认为"胞系"即输尿管，"了戾"当作"纡曲"解。"胞系了戾"即输尿管纡曲。他据此治疗一例女性左侧输尿管纡曲肾盂积水患者张某某，用金匮肾气汤每日一剂，守方坚持服药3个月。治疗前后经用膀胱输尿管逆行造影和静脉肾盂造影对比观察，纡曲的输尿管伸直了，肾盂积水亦消失。用同法治疗另一例男性输尿管纡曲患者亦获得成功。又如治疗一男性再生障碍性贫血患者王某某，血红蛋白14%，红血细胞0.99×10^{12}/L，白细胞2.9×10^9/L。曾经西医两年半的治疗，累计输血达25 450ml，血红蛋白20%。米伯让先生会诊认为，该病乃虚劳阴虚脱血证。据《神农本草经》称，地黄有填补骨髓的作用。他在治疗方案中，采取了以地黄为主药的系列方剂（甘露饮为主方，以及当归六黄汤、地黄丸类方等，随证加减）。服中药后即停止输血。甘露饮服至40剂时，血红蛋白升至40%。历时1年又5个月辨证施治，血红蛋白升达70%，红细胞3.4×10^{12}/L，白细胞5.0×10^9/L，长期稳定而出院。一例男性肝硬化合并腹水患者韩某某，腹部胀大已两年，曾有呕血与黑便，腹围90cm，腹水征（＋＋＋），苔白腻，脉沉细。经其诊断为鼓胀病，病机乃阴寒凝结，水气泛滥。先用桂甘姜枣麻辛附子汤逐阴祛寒，舟车神祐丸消胀行水，知柏地黄丸滋阴补肾等法治愈出院。他曾与西医合作治疗急、慢性肾炎40余例，中医辨证施治，西医观察疗效，疗效非常显著。如一例水肿并发鼓胀病（肾病综合征）患者梁某某，治以温肾健脾、消肿利水，采取三攻一补，交替使用济生肾气汤加花椒、巴戟天，舟车神祐丸，胃苓汤和六君子汤而愈。

1958年，西安医学院党委决定为学院培养一批教学、医疗、科研骨干，举办了三期西医离职学习班。米伯让先生任主讲，讲授中医4部经典著作和《医学三字经》。在医学院期间，每学期的中医课总论和基础理论部分都是他讲的。他深入浅出的讲解，及对他与黄竹斋先生合编的《经络循行路线主治歌》纯熟而有节奏的朗诵引人入胜，回味无穷，增添了学员浓厚的学习兴趣。他按照自己钻研中医走过的路程，总结了学习方法：看—读—写—做和高点要求：学—会—精—通8个字引导学员，起到了良好的教学效果，完满地达到了院党委预期的目的。

米伯让先生业医、会诊、讲学，足迹遍及我省各地，在我省群众中享有盛誉，并曾被邀请至南京等地会诊。1959 年和 1960 年曾两次为陈毅副总理看病，并曾为华罗庚教授看过病。陈毅副总理对他辨证确切，用药精当深表赞赏。

在中医文献整理方面，米伯让先生为了他自己学习和大家学习诵读经典著作原文，曾恭正地手写了《黄帝内经》原文十八卷、《神农本草经》原文三卷、《难经》原文一卷、黄竹斋先生撰著的《伤寒杂病论会通》原文十六卷、《温病条辨》原文三卷，拟作读本校点印行。主持校点重印了白云阁藏本《伤寒杂病论》《伤寒杂病论会通》等 8 种著作，并撰写了《黄竹斋先生传略》。

米伯让先生主张作为一位中医，应经常阅读一些其他自然科学方面的著作和西医书籍，以广见识。他在基础理论研究方面，很重视《周易》的研究。他常常告诉年轻医生："不知《易》，不可以言医。"并指出，我国医家造诣较深者，莫不学《易》。溯源古人仰观、俯察认识宇宙一切事物有其象，必有其数，有其数，必有其义，有其义，必有其理。《周易》以象、数、义、理立法而成。《伤寒杂病论》自序中所云之《阴阳大论》，可能为《周易》之别名。在研究方法上，他指出切忌精华与糟粕兼收并蓄，主要阐发其唯物论点，同时区别渗入的唯心论点。但有些论点，貌似唯心，应取慎重态度。

米伯让先生根据《内经》《难经》关于经络学说的基本理论，以及历代医家对经络学说的阐释发明，结合他本人的研究，提出奇经八脉乃经络系统的中枢系统，肾间动气命门乃经络之气的来源。他吸取了练气功者口授"开行八脉"的运气法中阳维、阴维在上肢循行之说，撰写了《气功疗养汇编》。他指出阳维、阴维、阳跷、阴跷既主知觉运动，就不可能只在下肢循行而不到上肢去。此说弥补了旧说之缺憾。他所写的《十二经血气多少之探讨》一文，排难解惑，对比分析，求同存异，结合临床实践，阐释了该说之精义。他在讲授"病机十九条"时推崇刘完素补入之"诸涩枯涸，干劲皴揭，皆属于燥"一条，指出刘氏开拓了《内经》病机学说之范畴。他着眼于学术发展，强调不应再沿袭十九条之旧说，应改称为"病机二十条"。

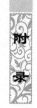

関于医史文献研究，他谆谆教导年轻同志，要以史圣司马迁为光辉榜样，"继承整理中国医，著史当执司迁笔，仗义执言持真理，科学求实毋自欺"。他一再强调搞文献研究，一定要和临床相结合，否则便成了无源之水、无本之木了。要以中医理论指导实践，以实践验证理论。名著中有许多不切实际的东西，而不起眼的作品中却往往有着点睛之笔。如文献工作者不结合临床实践研究，与书商编辑有何区别？何以识别其真伪？他建议中医文献整理拟逐学科、逐病、逐系统、逐专题进行全面、系统的整理，删繁去芜，汇其精要。结合临床实践和现代科学手段进行研究，以促进中医临床和基础理论客观化、规范化、现代化进程，不断地发展中医理论体系。

3. 事业为重，团结为先

在中医研究工作中，米伯让先生很重视团结。他曾长期与西医同志进行过多种疾病的研究。他与西医同志精诚团结，配合默契。他总是以党的事业为重，礼让为先。只要是有利于贯彻党的中医政策，有利于继承发扬祖国医学，为中华民族争气，能把工作搞上去的，他就感到欣慰。许多西医同志都很乐于与他合作。在他脑海中就根本不存在成果署名、谁先谁后问题。在工作重担面前，他持"人取我予，人弃我取"态度；在荣誉面前，他以"如临深渊，如履薄冰"为座右铭。他的许多科研成果都是和中医、西医同志们，在亲密无间的气氛中完成的。他不仅在中医各学派间、中西医学术间无门户之见，而且重视各民族团结和疆域间的团结。他认为"中医这个名称是中国各民族医的泛称，不能与汉医等同起来。只要是生长在中国这块土地上的民族，都属于中华民族。无论哪个民族的医疗实践经验和理论，都是中华民族宝贵财富不可分割的一部分。"他充满热情和促进民族大团结的讲演，在1982年新疆维吾尔自治区13个民族的中医学会年会和中西医结合学会成立大会上反响强烈。各少数民族医代表们高兴地说，他的讲话说出了他们心里话，本是一家人，理应亲密团结，代表们热情地给他戴上了一顶最尊贵的礼品——维吾尔族花帽。他还建议将新疆中医学校改建为中医学院，聘请各民族医师任教，共同培养中医人才。这一建议得到大会代表的一致赞同。

4. 恪守医德，谨遵师嘱

米伯让先生关心工作、关心病人胜过他自己。1955年，他的肝脏、脾脏肿大至肋缘下11cm，体力迅速恶化，卧病不起，严重的肝脏病折磨着他。他以顽强的毅力战胜疾病，自己给自己治病。1958年秋，当他大病初愈，就迫不及待地返回医院，投入紧张繁忙的医疗工作中去。他曾多次主动要求并亲率医疗队赴我省危害人民生命最严重的疫区防病治病。他曾到过汉中地区防治钩端螺旋体病，咸阳地区防治流行性出血热，抢救万年青中毒病人和防治痒夏病，延安地区防治克山病，宝鸡地区治疗群发性末梢神经炎和传染性肝炎。他业医足迹遍及我省各地，远及深山老林。他常说："哪里病人最多、最重，到哪里去！哪里条件最差，到哪里去！"他表里一致，言行如一。他有个习惯，遇有没看过的书，就省吃俭用千方百计买到手，或借阅去读，去钻研。没有见过的病例，哪怕路再远，大雪封山，也要去。越是环境艰苦，越是病情危重，他的精神越抖擞，精力越旺盛。有时年轻人都感到身体吃不消，有些支持不住了，但他经常观察患者病情，通宵达旦查阅文献。

米伯让先生嗣中医学家黄竹斋先生之学，忠贞不贰地完成黄竹斋先生未竟之志。他对黄竹斋先生的遗嘱："你一定要亲送南阳医圣祠保存（指白云阁藏本《伤寒杂病论》木刻版），以备来者研究。"20多年来铭刻心上，终于1981年12月亲自将该书木刻原版两箱，及黄竹斋先生著《医事丛刊》木刻版一箱，完整无缺地送往南阳医圣祠珍藏，供全国医界同仁学习研究。所遗失之3页书版，经他主持并捐款250元，补刻齐全，他认为这3页木版是在他负责完成黄竹斋先生嘱托过程中丢失的，理应由他付款。他恭笔楷书载有黄竹斋先生科学预言"中华古医学，世界将风行"的"祝告医圣文"，现已刻石立于南阳医圣祠。黄竹斋先生撰写的名篇《医圣张仲景传》由南阳市书法家书丹，并刻石立于新落成的"南阳医圣祠"汉阙当门。师徒二人竭毕生精力致力于仲景学术研究和为重修医圣祠而不辞劳苦、南北奔波的故事及其高贵的师徒情谊，在南阳和西安医界传为佳话。他推崇师道，为国内所称道。

5. 振兴中医，秉公直谏

米伯让先生非常关心我国中医事业的发展和中医后继人才的培养问题。1963年，他在全国医院工作会议上提出了"关于中医工作的13条建议"。1979 年，在全国中西医结合座谈会上，提出了"对贯彻中央 56 号文件的 13 条建议"。1980 年，在全国中医和中西医结合工作会议上，提出了"关于中医政策问题的意见"。建议内容涉及中医政策制定的依据，为中医立法，中医领导体制改革，如何提高中医药院校教学质量，中西医团结和中西医结合，中医临床，基础理论，文献医史研究，中医成果鉴定和同行评议，基地建设，技术引进，中药生产和管理制度，中药计量改革制度等问题。他针对我国和我省中医工作存在的实际问题所提出的许多建设性意见，曾得到卫生部及省卫生厅的重视和采纳，对推动中医药事业的发展起到了积极作用。多年来，他为筹建陕西省中医药研究院带病亲自向卫生部、国家计委、省委多次提建议，请求支持，现该院已初具规模。对兄弟省、市中医事业的发展，亦无条件地鼎力相助，他曾满腔热忱地为河南省张仲景国医大学的诞生呼吁，1981 年，在云南"全国中医理论整理规划会议"期间，由 10 位中医前辈倡议成立全国仲景学说研究会，米伯让先生是十老之一。

为了颂扬先哲，启迪后学，振兴中医，促进四化，他曾向省委申请维修我国东周时期的伟大医学家秦越人扁鹊墓（在临潼县），和唐代伟大医学家王焘墓（在眉县）并建纪念馆。现扁鹊墓维修工作已破土动工。1974 年，他曾写信给耀县县委宣传部，建议重新塑造孙思邈塑像，并向孙思邈纪念馆捐赠黄竹斋先生撰写的《孙真人传》和《医学源流歌》各一部。1985 年，曾向耀县政府建议成立一所孙思邈中医专科学校和中医医院，以便更好地继承和发扬孙思邈的学术思想。

6. 中外交往，有礼有节

米伯让先生曾多次与日本医学者进行学术往来。1980 年，他曾接待过以矢数道明为首的日本东洋医学代表团一行，以及其他一些学术团体，结识了许多日本汉医学术界朋友，交流了学术，增进了友谊。1981 年 9 月，日本汉医界准备在金泽市为汤本求真先生立显彰碑，而石川县当局对汤本求真先生的业绩不了解。藤田六郎先生经矢数道明先生介绍，请米伯让先生撰一赞同信札，以促成此举。他欣然命笔，颂其业绩，并赋诗道："余居中土遥远兮，翘望扶桑慨今昔！怀念东瀛汤本氏，堪赞国手是良医。继承发扬仲圣志，君为东亚争志气。大作传入中华兮，皇汉医学称名著。时当同遭厄运兮，援笔呼应扶坠绪。学术非为私有兮，寿世寿民是医志。君之言行芳百世，嘉惠后学五洲知。为人若如汤本氏，何叹天涯无知己！"

1982 年，正当米伯让先生应邀即将赴日讲学，日本政府文部省为第二次世界大战期间的日本帝国主义侵华罪行翻案，把"侵略"说成是"进入"写入日本教科书，伪造历史，欺骗子孙后代。他听说这一消息后，气愤地说："日本既能背信弃义，我有何学可讲！我不能为羡慕异国一游而屈辱民族气节。"1983 年，矢数道明先生写信给他，请他为纪念大冢敬节先生逝世一周年写一悼联。米伯让先生回信说："近拜读《大冢敬节先生年谱》后，知大冢敬节先生未曾参与侵华活动，深感其善行可嘉，特书挽联一副为赠。联云：念君昔未参与侵华活动是为善行我方敬挽，仰尊尚有志能钻研汉医继承炎黄芳名可嘉。"此外，他还为替军国主义翻案者写了两首短诗，请其转赠。其一，人应悔过重做人，心即是佛佛即心，背着牛头不认脏，口是心非难成神。其二，中日人民本友好，炎黄子孙情义深，背信弃义掩罪行，世界铁史永不泯。

7. 年近古稀，壮心不已

目前，米伯让先生虽年老体弱多病，患青光眼右目失明，仍惜时如金，总结医论、医案，主编《经方古今实用类编》《陕西中医药发展史稿》《黄竹斋先生佚文集》《三省斋医集》等书。

米伯让先生虽年近古稀，但仍自强不息。近来他常说："我的时间越来越短了，时间对我来说比金子还要贵重！"他赋诗道："微躯虽多病，雄心毫未改，此息若少存，前进不迟留！"

米伯让先生曾多次荣获西安医学院、省中医研究所先进工作者称号，省文教卫生先进工作者，省文教卫生红旗手，全国文教卫生体育新闻战线社会主义建设先进工作者，1958 年曾出席全国群英会。历任西安医学院中医教研室主任，陕西省中医研究所所长，陕西省中医药研究院院长、名誉院长，省五届人大代表，陕西省劳动模范。全国医学科学代表大会代表，中国科学技术协会第二次全国代表大会代表，省科协常务理事，中华全国中医学会陕西分会副会长，中华医学会陕西分会常务理事，中华全国中医学会第一届常务理事，国家科委中医中药组成员，卫生部医学科学委员会委员，中国医学百科全书编委，陕西省科委顾问，陕西省卫生厅顾问，陕西省地方志编纂委员会编委，中国人民对外友好协会陕西分会理事，中国国际文化交流中心陕西分会理事。

陕西省中医药研究院　李景荣

忆米伯让先生二三事

20世纪50年代初，我在泾阳县云阳镇东街天聚恒药铺当司药员，著名中医学家黄竹斋先生的高足门下米伯让先生，在本店坐堂诊病，不日门庭若市，求医者众，全活甚多，名震遐迩。我与米伯让先生皆家境贫穷，酷爱中医学，故相互交好，来往甚密，他的为人我是深受感动。他为人善良，常常为贫苦劳动者免费治病，经常为无力支付药费者垫支全部药费，也常为经济不便者赊账欠款，从而减少了自己本来就微薄的收入，致使家庭生活时有困境。

米伯让先生慈善勤劳，为求医者热心效力，从无怨言，他学医的目的是济世救人，故从不以技为手段、索财谋利、草菅人命。又十分痛恨庸医见利忘义之恶劣行为，倡导医为仁术的高尚医德，终年辛勤为病人服务。我对他救死扶伤精神和行医事迹还记忆犹新，历历在目。他那精湛医术和高尚品德，群众至今仍在口碑相传。

米伯让先生虽为个体坐堂医生，长年忙于治病活人之神圣事业中，但他自幼苦读经史诸书，接受"国家有难，匹夫有责"的优良传统教育，奠定了他强烈的爱国主义思想，中华人民共和国成立后受到党和政府的教育，树立了共产主义道德，在国家有困难时，深知以国富民强为己任，大公无私，慷慨解囊，为国家捐资，支援社会主义建设。1950年，米伯让先生把自己每月初一、十五两日诊病的全部收入自愿捐给国家，直到他离开这里，连续两年多时间。

同年7月，美帝国主义疯狂侵略朝鲜，战火已燃烧到祖国的东大门，抗美援朝，保家卫国已是中华民族每一个儿女的光荣任务和职责，米伯让先生决心报效国家，在云阳区第一个自愿报名，坚决要求奔赴战场，救护伤员，为国效力。他的这种精神受到区政府领导的表扬，并号召全区医务人员学习米伯让先生抗美援朝、保家卫国的精神，从而推动了全区抗美援朝与爱国卫生运动等项工作。

米伯让先生一心为国、一心为患者的事迹是无可胜数的，他的爱国主义精神、高尚医德和精益求精的医术都是值得我们学习的。

泾阳县退休药师　张在勋

高山仰止
——写在米伯让先生谢世3周年之际

20世纪80年代初，我想采写著名老中医米伯让先生，想好了一个《岐黄子孙》的题目，后来因循未果。如今，米伯让先生已经魂归故里，长眠于泾阳的嵯峨山下，但是，冥冥之中似乎仍有一种力量，在催促我完成纪念他的文章。

（一）

米伯让先生是被誉为"国宝"级的名老中医，是从家乡的土地走向全国、走进历史的人。他和一大批从泾阳走出的爱国志士、著名学者一起，永远鼓荡后来者求知上进的心。前多年泾阳修志，有人惊诧：泾阳咋就这么多高级知识分子？殊不知，包括米伯让先生在内的一大批从泾阳走出的"读书人"，首先得之于泾阳的人文风气。许多人都知道，泾阳应了郑白渠、泾惠渠的水利，自古农业发达，经济繁荣，素有"关中白菜心"的称谓。但少知清末，泾（阳三）原既是当时陕西的商贸中心，也是文化中心。当时陕西最具学术影响的5个书院中，泾阳就占3个：即味泾书院、崇实书院和正谊书院（另两个是西安关中书院、三原的宏道书院）。著名的教育家、也是维新人士的刘古愚、柏子俊，关学宗师清麓学派创始人贺复斋先生，都曾在这里主持或讲学，于右任、张季鸾、李仪祉等我国近代史上有名的读书人，都曾在这里就读。风化所至，人心向上。正是上学读书志在天的人文风气，激励了每一个好学上进的泾原子弟，而成为传统。

当然，再优秀的传统土壤，也不能保证每一棵小树都能长成巨木。这要看社会机遇，也要看人的心性。米伯让先生的一生，像是为中医而生，我们能看到他一以贯之的"精诚"和"习业"，这应该是他成为"一代名师"的最重要的素质和风范。

父病不治发愤学医，发扬着他精诚的秉性，自学着推己及人施仁爱于天下的儒家精义，入泾阳正谊书院，师从一代关学大师张果斋等先生攻读经史，其实是精诚秉性的理想化塑造，是儒家希贤希圣精神对他心

附录

灵的点燃，更名"伯让"和散祖田祖业于穷苦百姓，把他人生实践的高度一开始就提升到仁爱为本、超凡脱俗的境界。

隐居终南，与混浊之世相遗，师从一代名医黄竹斋先生，埋头潜修中医典籍，协助整理医著，上太白考察，并悬壶济世，人格与医术同修，入门庭登堂奥造诣日深。这种搜游经典，躬行实践的习业精神，伴随他的一生，使他有了足以与仁心相济的仁术。

有人称他为"最后的一位儒医"，那是看到他一生对儒学真诚的接受和忠实的实践，真正走在儒学所说的"博学、慎思、明辨、力行"的路上，时风不再，已成绝响。医界同行曾送他"苍生大医"的匾额，那是说他的德行正大，医术精大。"大"也言其知识之集大成，中医典籍、经史子集、天文数算乃至易经无不通晓，对西医又海纳百川学习借鉴，汪汪洋洋，神龙不见首尾，学问大境界大人格亦大，所以才有"大师"之称谓。

（二）

一直怀念着这位名老中医的人，比我们想象的要多得多。米伯让先生晚年目盲，息交绝游，深居简出，还是有不少的病人前去求医问药，有政要前去探望。他逝世以后，还有国内外的学术会议发来的邀请函。人们从来也不曾忘记他。

从文献资料的载述中，从他的同行、学生对他深情的回忆里，从他的书信和报告中，即在他一生的医事活动中间，我们可以看到他奔赴召唤的圣徒一般的身影。

他多次主动请缨，带着医疗队10多年间风里雨里地在疫区巡医；为了中研院的建设经费，多次上北京奔走；为了中医现状担忧、为中医的前途谋划，曾多次上书省上和中央领导，在全国的中医大会上，慷慨陈词，屡次忠直建言；他决不临重危病人缩手而保名，只要请到他，他一定临危不惧，大胆辨证用方，精心安排护理，所以他屡起沉疴，妙手回春；他忠实地履行着实事求是的学风，总是在治病救人的脚踏实地的实践中提升理论，总是为治疗的需要"焚膏油以继晷，恒兀兀以穷年"地钻研、整理、研究中医典籍。

承前启后的"名医""大师"总归是一位博通力行的关学传人、谦谦儒者，他永远带着一颗仁爱谦卑的拳拳之心行医济世。他又是为传统文化所化者，所以在西学东渐乃至全球化趋势中，其心甚苦，奋力为中医的生存发展而不断抗争。

缺医少药的农村，盼望医生永远如大旱之望云霓。20世纪60～70年代，米伯让先生先后带队下乡到陕南、关中、陕北的流行病疫区，走村进户，有时开设家庭病床，用中医展开克山病、钩端螺旋体病、出血热病的防治，疗效十分显著。有许多濒死的病人，因为他的救治而复生。也是他，首先以中医温病伤寒理论为指导，对这些病的发病原因、机理、证型、方药、护理等提出了一整套行之有效的原则方法，为病人解除了痛苦。同时打破了"中医不能治急性病"的偏见．受到全国医学界的首肯。在中医防治肝病、肾病等内科疑难杂症上，米伯让先生也多有独到的创见，积累了丰富的经验而为世人称道。

对中医经典理论的整理、运用和阐发，倾注了米伯让先生毕生的心血。他是研究医圣张仲景《伤寒论》的著名学者，被誉为"伤寒温病学派在近代的代表人物之一"，他主张"以六经钤治百病"，尤其对六经理论有所创新，对后人正确而全面的理解六经的生理、病理、辨证、治疗大有裨益。他的著述具有临床、教学、科研的多重价值，他生前出版的十余种专著，40余篇论文，已成为中医学的宝贵财富。

人到晚年的所虑会把自己的人生境界展现无遗。米伯让先生晚年关心最多的是医生的医德。这位一辈子行医，既不接受患者馈赠，更不向患者索取的正直坦荡的名老中医，对当世医德的滑坡，有过深深的忧虑。他越来越思念扁鹊、张仲景、孙思邈这些历经千古而不灭的苍生大医，为他们的遗址保护、医德阐扬而奔走呼号，他想用圣贤的遗德教泽正人心而纠医风。他认为"吾医之志者，志在忧乐"，系"国家之盛衰，种族之强弱"，为医者的精神情怀是悲天悯人，而以权谋私，见利忘义者，"与图财害命，贼民之贼"没能两样！

（三）

中国人常念叨的成大器的规律，就是孟子那段"天必降大任于斯人也"的著名论断，米伯让先生也真可谓应了"艰难困苦玉汝于成"。他11岁丧母，18岁丧父，29岁上夭折一小儿，刚一"出山"，而又身染重病，晚年又失明目盲。生活是磨砺他人生事业的砥石。生活中显气节，日常里见积修，许多有关米伯让先生脍炙人口的生活故事，可以让我们更深切地感受博大淳正至刚至柔的先生之风。

20世纪50年代初，初出茅庐的米伯让先生，年轻气盛尚不善珍摄，以至积劳成疾，患肝硬化腹水住院治疗。西医判定，病属晚期，最多活不过3个月。米伯让先生坚决出院回到乡下，坚持用中医治疗，并配之以气功疗法，1年之后病愈。

60年代初，米伯让先生曾经被邀为陈老总看病。米伯让先生看完病，开罢处方，某医界领导在旁，指示他要加上人参，米伯让先生坚不更方。最后陈老总服3剂而病愈．深受陈老总敬重。

70年代末，米伯让先生自己出资，校刊重印他的老师黄竹斋先生整理或撰写的白云阁藏本木刻版《伤寒杂病论》《难经》《伤寒杂病论会通》等重要遗著，以完成老师嘱托，光大其"中华古医学，世界将风行"的遗志。

80年代，出国正热，能以去国外为大荣。日本医界已经邀请米伯让先生讲学，只待成行。当时，适逢日本文部省为侵华罪行翻案，把"侵略"改成"进入"。米伯让先生出于义愤，拒绝赴日讲学。

90年代末，长江大水，风烛残年的米伯让先生，闻之动容，当即捐款1000元。有记者算过一笔账，米伯让先生从少年时秉承父志，为甘肃定西县捐资修王公桥开始，一生捐赠19次，抗日战争、抗美援朝、华东水灾、希望工程、福利院、幼儿园、为扁鹊纪念馆、孙思邈医德纪念碑等等，大到数千元，少到数百元。为兴学，米伯让先生把自己的国务院特殊津贴每月百元，捐给他的家乡泾阳县蒋路乡徐家岩小学，直到去世。

20世纪80年代以后，米伯让先生右目失明，身体日渐衰弱，还惜时如金地整理医案、医论，主编《经方古今实用类编》《中医解剖生理史料系统新论》《三省斋医集》等书，他赋诗明志：微躯虽多病，雄心毫未收。此心若少存，前进不迟留！

米伯让先生一直生活在简朴和优雅之中，那是一种古典而又传统的生活方式。面墙而立的书架里，装满经史子集和医学典籍，剑挂东壁，古琴陈案，客厅有工笔自书的"行不得反求诸己，躬自厚薄责于人"的对联和惜时自强的中堂。有斯人方有斯室，古典和传统一起散发着恒久的温馨。

云山苍苍，江水泱泱。先生之风，山高水长。魂归故里的米伯让先生，因他一生对中医的继承和发扬，走向了不朽，走向了永恒。他生前未来得及完成的著作，已经由他的学术继承人、他的儿子米烈汉主持为《石斋医学传习录》分册出版，薪尽火传，佳惠后人，自当告慰先生的在天之灵。

陕西日报社高级编辑、高级记者　田长山

平民慈善家

人之为善，百善不足；人之为不善，一不善而足。米伯让先生无权无势，半个世纪里他从未间断地为社会公益事业奉献自己那份责任。

1995 年喜庆的春节前夕，西安市民政局的工作人员收到一笔捐款，捐款人在信中写道：春节将临，我愿将我每月工资积蓄的 1200 元人民币，捐献给西安市儿童福利院。1200 元尽管不是个大数目，可是却出自一位 75 岁老人之手。这位靠退休金生活，而且右眼失明左眼仅有微弱视力的老人叫米伯让。

米伯让先生是陕西省中医药研究院的老中医，这次捐款是米伯让先生自 1939 年捐款修建桥梁以来的第 19 次向社会公益事业捐款。

敲开米伯让先生家门，我看到的是一个古朴的居室。家具是陪伴老人几十年、样式古典的旧桌旧椅旧柜，尽管破旧但都收拾得一尘不染，墙上挂着泛黄的字画，写着淡泊名利、正身修德的自书警句，还有古琴古筝、文房四宝、线装古书以及平日健身的刀剑……这些使我想到了一种久违的生活状态，这种生活孕育出的一切，都是现代的我们失去的、再难找回来的美好。

米伯让先生说：现在我行动不便，很少参加社会活动，终日深居简出，只能利用广播电视关心着国家的大事小事。去年"六一"儿童节，我收看到陕西电视台节目记者采访西安市儿童福利院的镜头片段，荧屏上打出"呼吁社会慈善家救济儿童福利事业"的字幕。我很是感动，不由得心酸垂泪。春节快到了，也希望让福利院的孤儿们幸福快乐地过个年。中国不是有句名言"天有好生之德"嘛。

米伯让先生相信儿童福利院被救济的孩子们，肯定会出爱国爱党的人才。说起这些孤儿的生活，老人浑浊的双眼又闪烁出泪光。

913

米伯让先生原名锡礼,11 岁丧母,15 岁他无意随父经商,立志读书救国。当他目睹当时社会的腐败,吸食鸦片成风,便加入理善劝戒烟酒会,想为社会做些益事。

米伯让先生 18 岁时,父亲患重病,多方求医服药无效,他听说断指入药和祈祷神灵可愈父病,米伯让先生救父心切,用厨刀砍断左手食指入药,赤背跪拜三昼夜,祈祷神灵保佑,结果无济于事,父亲还是离他而去。这件事强烈地刺伤了米伯让先生的心灵,他悲愤中立下济世寿民之志,决心献身医学。

米伯让先生觉得医者除了诚心诚意救死扶伤,让更多人远离痛苦与死亡外,还应该有一颗更广博的善心。自他 18 岁发愤学医至今,米伯让先生不但医治了数以万计的患者。而且主动为弘扬祖国传统医学和发展社会公益事业出力献策。

米伯让先生最早受父亲传统教育的影响,深知很多朴素真挚与人为善的做人道理。1937 年 18 岁时,米伯让先生购买大量木材做棺木多口,广施贫穷无力安葬者,并出资聘请医生在西安三原善堂免费为穷苦人诊病,施舍药物。

1939 年,他遵父遗嘱,倡议修建甘肃定西县王公桥,捐款 2000 元,占了修桥费用的 2/5。同时又上书甘肃省政府,请求敦促当地县政府尽快完成修桥之事。之后,甘肃省政府主席谷正伦寄来亲笔题写的"乐善好施",定西县政府也派当地绅士前往西安致谢,并在桥头树碑刻石,以永志捐资修桥之事。

21 岁时,米伯让先生师事张果斋攻读经史。在学习《大学·礼运》"大道之行,天下为公"及"泰伯让国"之事时,米伯让先生心有所悟,夜间辗转思考,第 2 天便告假回家,将祖田祖业分送于穷苦人家,并给自己更名伯让,以明心志。

"国家有难,匹夫有责。"他说,"个人要以国富民强为己任,大公无私慷慨解囊,为国捐资为国分忧。"

在抗击日本侵略战争中,米伯让先生加入了西安红十字会。1943年,为了抢救抗日的伤病员,他向红十字会捐款 500 元,同时向慈善团体捐款 500 元,以救济从沦陷区逃出的难民,并且向难民施赠小米,又给西安"理善劝戒烟酒会"捐款 200 元。

1950 年抗美援朝开战，米伯让先生决定将自己每月初一、十五两日的诊费收入全部捐给国家，直到他离开泾阳县，持续两年多。同时米伯让先生自愿报名，要求奔赴战场救护伤员，为国效力。

中华人民共和国成立后，每当我国部分地区发生灾情，米伯让先生总是及时积极地把自己从工资中节省下的钱寄往灾区。1965 年，他将自己发表于《中医杂志》的稿酬转捐灾区，1991 年华东特大水灾，他两次捐款……

资助失学儿童希望工程的实施也使米伯让先生非常兴奋。1992 年，米伯让先生荣获了国家级有突出贡献专家的荣誉称号后，他决定把政府每月发给的 100 元特殊生活津贴自发给之日起到他临终之日，全部捐献给家乡泾阳县蒋路乡徐家岩小学。早在 1989 年他已为这所小学捐赠过办学资金，而且米伯让先生 1943 年 24 岁时还向泾阳县冶峪乡下河村首建完全小学捐款 200 元，另外在长安县修建中学校舍时捐出自己家里在长安县的 7 亩水地。

米伯让先生认为个人对国家对社会必须有责任心，对社会与其担心，不如化作信心，再付出一份爱心。他觉得承担了社会责任的人生是踏实的，如果逃避对社会国家的责任，则这样的人生是虚度的。

在挑工作重担和生活待遇面前，米伯让先生坚持"人取我予、人弃我取"的态度；在荣誉面前，他以"如临深渊、如履薄冰"为生活准则。

20 世纪 80 年代，面对社会上医风医德出现滑坡的趋势，米伯让先生非常着急，他向铜川市捐款 160 元，倡议在药王山为孙思邈立医德纪念碑，并建议召开孙思邈医德学术思想研讨会。1992 年，又为扁鹊修墓捐款 200 元，希望年轻的医生谨记医生的基本准则。

同时他以身作则，自己出诊后，医院付给他报酬，米伯让先生坚决不要，他说国家已经付给我工资了，会诊是我的义务。面对慕名而来的高薪聘请，米伯让先生也一一谢绝，有的医院甚至提出只要米伯让先生挂个顾问的名，每月便有一笔可观的收入，也被米伯让先生顶了回去。

为了推动张仲景学术的研究工作，米伯让先生将保存了 20 多年在十年浩劫中幸免厄运的师傅托付的《伤寒杂病论》第十二稿木刻版两箱及《医事丛刊》木刻版一箱完整无缺地送往南阳医圣祠珍藏。由于此书在西安医学院图书馆保存期间遗失3页书版，米伯让先生认为这3页木版的遗失是自己的责任，理应由他付款补刻，便又捐出250元补刻齐全后才捐赠。这件事中央新闻电影制片厂专程录制了电影进行公映。

近几年，米伯让先生因年高体弱加之视力不济退居二线。他时常教育身边的儿女："个人的力量虽然有限，但也能起到催化剂的作用，大家都为精神文明建设出力，就不愁社会风气不好转。"

米伯让先生至今仍在农村生活的女儿曾埋怨父亲："这里捐钱，那里捐款，不如把钱都捐给我这个贫困户。"米伯让先生微笑地做通了女儿的工作，他说："咱们生活不是很富裕，但咱们能吃饱穿暖，你生活在农村，应该知道有好多家庭还很困难，他们的孩子不但上不起学，而且吃穿也不尽人意……"

米伯让先生唯一学医的儿子提起自己的父亲十分动情，他说："父亲是个知名的老中医，他曾两次为陈毅元帅、华罗庚教授看病，也曾担任过陕西省中医研究所所长、省中医药研究院院长等职务，但他从未利用这些给自己的儿女办一点事情，我们兄弟都是凭自己考学进入西安走上工作岗位。"

认识了解米伯让先生的人都说他是个优秀的中国知识分子。米伯让先生不但与人为善，而且他的治学精神和民族气节都是值得称颂和学习的。

在1982年出国是件令人羡慕的事时，米伯让先生也应邀赴日讲学，起程之日，日本政府为侵华罪行翻案，把"侵略"改为"进入"写入历史教科书。听到这个消息，米伯让先生气愤地拒绝赴日，他说："日本既能背信弃义，我有何学可讲！我不能为羡慕异国一游而屈辱民族气节！"

在骑车返回单位的途中，我默诵着米伯让先生的一首诗：继承整理中国医，著史当执司迁笔，仗义执言持真理，科学求实毋自欺。

《女友》杂志记者　张大江

圣　心

"微躯虽多病，雄心毫未收。此息若少存，前进不迟留。"古稀老人米伯让先生不仅赋诗抒怀，更用实际行动表露他那颗为国为民的圣心。

1995 年 1 月 5 日，西安市民政局收到一笔私人捐款，捐款人在附信中写道："春节将临，我愿将我退休金积蓄的 1200 元人民币，捐献给西安市儿童福利院。"1200 元人民币不是个大数目，然而，当你知道这笔钱出自一位靠退休金生活，右眼失明，左眼仅有微弱视力的 75 岁老人之手，您又做何感想呢？

捐赠这笔钱的是陕西省中医药研究院老中医米伯让先生。这是他自 1939 年捐款 2000 元修建桥梁以来第 19 次向社会捐款。

抗日战争期间，他一次性向西安红十字会捐款 500 元，帮助抢救抗日伤病将士。

抗美援朝开始，他将自己每月初一、十五两日的诊费收入全部捐给国家。

我国部分地区发生水灾后，他又把自己从工资中节省下的钱寄往灾区。1992 年，米伯让先生荣获"国家级有突出贡献专家"荣誉称号，他决定把政府每月发给的 100 元特殊生活津贴，从发给之日起到他去世，全部捐献给家乡——泾阳县蒋路乡徐家岩小学。

米伯让先生 11 岁丧母，18 岁那年，因父亲患重病多方求医无效，听说断指入药和祈祷神灵可愈父病，他救父心切，遂用厨刀自断左手食指入药，并在庭院里脱衣跪拜神灵保佑 3 夜，结果无济于事，父亲还是离他而去。这件事强烈地刺伤了他年轻的心灵，悲愤中立下济世寿民之志，决心献身医疗事业。

可惜生不逢时，刚走上医学道路的他不久就被迫开始了"苛政无力除，寄意在山林"的隐居生活，从西安城搬到长安县少陵塬下双竹村，筑土窟洞居住，潜心钻研中医学术，并在长安樊川一带行医。

1954 年，隐居了十多年的米伯让先生被聘请到西安医学院（现西安交通大学医学部）任中医科主治医师、讲师，如久旱逢甘露，他再也按捺不住自己对新社会的热爱之情，毅然投身到最难最累最苦也最危险的传染病防治工作中。

历时 6 载，他首次提出钩端螺旋体病的证型有伏暑、湿温、温燥、温黄、温毒、暑痉等 6 种，综合运用中医诸辨证纲领，提出了一整套治疗方案。此后，他又在流行性出血热、克山病的诊断、预防和治疗中取得卓有成效的研究成果。

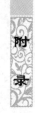
附录

为诊治多种疑难病和传染病，他曾到过汉中、咸阳、延安、宝鸡等地，足迹遍及深山老林。1959年和1964年，他曾两次为陈毅副总理看病，陈老总对他辨证确切、用药精当深表赞赏。

中国有句名言："天地有好生之德。"诚心诚意救死扶伤，让更多的人远离痛苦与死亡，依靠的是为医者的一颗圣心。

进入80年代以后，长年辛劳的米伯让先生身体日渐衰弱，青光眼加重，终至右眼失明。然而退出医疗一线的他仍壮心不已，惜时如金，以顽强的毅力总结医论医案，主编《经方古今实用类编》《中医解剖生理史料系统新论》《三省斋医集》等书，并开始从事异病同治与同病异治机理等方面的研究。他赋诗勉励自己，写道："微躯虽多病，雄心毫未收，此息若少存，前进不迟留！"

1月10日，记者来到米伯让先生家中，陪伴老人的是用了几十年的旧桌旧椅旧柜，再就是手触皆是的新书旧书，墙上挂着泛黄的字画，写着淡泊名利、正身修德的警句。

他说现在已很少参加社会活动，终日深居简出，但时时利用广播电视关心着西安和国家的大事小事。

他相信儿童福利院被救济的孩子中，肯定会出些爱党爱国的人才。谈到这些孩子，老人浑浊的双眼中仍有泪光闪烁。

1月10日是个雪天，当我离开老人家时感到，蕴藏在这昏暗的房间中的挚情，比眼前笼罩大地的白雪还要圣洁。

《西安晚报》记者：马壮　通讯员：杨伟

六、长安米氏内科流派简介

长安米氏内科流派发源于陕西关中地区，由我国著名中医学家米伯让先生创立。米氏流派历经百年，独树一帜，立足西北，为陕西乃至全国中医药事业的发展做出了突出的贡献。2012年，长安米氏内科流派被国家中医药管理局确定为全国首批国家中医学术流派传承建设项目。2015年，陕西省人民政府将"米氏传统诊疗技艺"列为陕西省非物质文化遗产。

黄竹斋，陕西西安人。当代杰出中医学家、针灸大师、教育家。临床诊疗针药并施，治疗中风偏瘫等沉疴恶疾疗效突出。毕生致力于祖国

918

的医学教育、理论研究和临床实践。曾任国民政府中央国医馆常务理事兼编审委员、中央卫生署中医委员会委员，中国中医科学院西苑医院针灸科主任、卫生部针灸学术委员会委员、卫生部中医学术委员会委员。著有《伤寒论集注》《金匮要略方论集注》《伤寒杂病论会通》《校订白云阁藏本难经》《针灸经穴图考》《重订铜人腧穴针灸图经》《各科证治全书》《虫病学》《经方类编》等60余部著作，是中国近现代弘扬张仲景学术思想的杰出代表人物。

流派创始人米伯让先生系全国著名中医临床家、理论家、教育家和社会活动家。早年就读陕西三原正谊书院，受业于关学大师张果斋、赵玉玺、牛兆濂等研习关学，继而受业于民国伤寒三大家之一、著名中医学家黄竹斋先生。他将关学与传统医学思想有机会通，坚持在继承中创新，在创新中发展，以自己深厚的中医理论功底和渊博的国学知识，在中医临床中积极探索，勇于实践，创立了独具特色的长安米氏内科流派。

米伯让先生业医60余年，凝练出了"辨证求因、审因立法、分清主次、依法定方、加减有度"的中医临证优选法，为解决危害陕西人民健康的急性传染病、地方病走遍了三秦大地。在运用中医药治疗钩端螺旋体病中，提出了一整套的辨证施治方法，治疗钩端螺旋体病657例，治愈率达99%；对流行性出血热、传染性肝炎、克山病、大骨节病等疑难杂症的治疗提出了自己的创新见解和一整套中医防治方案，以惊人的疗效纠正、打破了一些人认为中医不能治疗急性传染病的偏见，在全国引起巨大反响，受到国家高度重视和赞扬。毕生以发扬仲景学说为己任，将保存30多年的白云阁藏本《伤寒杂病论》第十二稿于1981年亲自送到南阳医圣祠珍藏，为研究《伤寒论》做出了巨大贡献，被誉为"伤寒巨擘，热病大家"。

20世纪50年代，米伯让先生多次为陈毅元帅及国家领导人诊病。1964年被国务院副总理聂荣臻元帅敦聘为首批国家科委中医中药组组员，1980年被国务院副总理方毅聘为国家科委中医专业组成员，1981年被聘为卫生部医学科学委员会委员，曾任中国科协委员、中华中医学会第一届常务理事，《中国医学百科全书》编委会委员，西北医学院中医科主任，陕西省中医研究所所长，陕西省中医药研究院院长、名誉院长等职务。毕生为中医药事业的发展和建设，为医学人才的培养，为解除广大人民群众的疾苦无私奉献，多次荣获国家及省级先进工作者、劳动模范、人大代表、科技精英、卫生贡献奖等殊荣。

流派代表性传承人米烈汉教授，一级主任医师，博士生导师，全国政协委员，国家级名老中医，全国第三、四、五、六批名老中医药师带徒导师，全国优秀中医临床研修人才指导老师，陕西省首届名中医，享受国务院特殊津贴专家，陕西省有突出贡献专家，北京同仁堂中医大师。现任中国老年学和老年医学学会常务理事、国家自然科学基金评审专家、北京中医防治慢性病协会全国学术委员会主任委员，陕西省中医药专家委员会主任委员、陕西省老年学学会会长、陕西省专家讲师团副团长、陕西省军区中医保健顾问，陕西省中医药研究院米伯让研究所所长。业医50余年，擅长中医内科、妇科疾病及疑难杂病的诊治。出版《米伯让文集》等专著30部，发表学术论文80余篇；获科技进步奖10项、国家中药发明专利2项。先后荣获全国医药界精英奖、陕西省白求恩精神奖、中国百名杰出青年中医奖、全国卫生系统先进工作者、全国"老有所为楷模"、中国老年学和老年医学学会杰出贡献奖、第四届"人民好医生"特别奖、第五届"西部（丝路）十大风云人物"等殊荣。2011年受到国家主席胡锦涛亲切接见。

流派历经黄竹斋、米伯让、米烈汉三代人薪火相传，形成了流派的传承特色，即振兴中医，秉公直谏；济世爱民，首重医德；精研医理，承古创新；审因辨证，疗效卓著；尊师重道，务实求真。

长安米氏内科流派建设期内梳理了流派脉络、绘制出传承图谱；出版了《一代大医米伯让》DVD；发表核心期刊论文30余篇；制定出长安米氏内科流派30余个常见内科疾病诊疗方案；建立本流派专家典型医案、影像资料、论文论著电子资料库；建成长安米氏内科流派传承工作室、名老中医米烈汉养生论坛网站、微信公众平台等交流平台；于陕西省中医医院成立流派代表性科室米氏内科；全国范围内建立流派二级工作站9个；获批国家级、厅局级课题10余项；研发新药1种、自产制剂5种；发明专利2项；获得省部级以上奖励2项；举办国家级、省级继续教育项目4项；整理完成《米伯让手书校录中医经典》《米伯让全书》《米烈汉学术经验集》等3部著作。

"具怀逸兴壮思飞，欲上青天揽明月"，长安米氏内科流派团队将再接再厉，继续致力于"明晰流派渊源，保存珍贵资料，凝练学术思想，挖掘独特经验，形成诊疗规范，开发有效方药，推广运用成果，建立长效机制"的建设目标，将流派的学术特色、学术经验发扬光大，造福广大的人民群众。

七、陕西省中医药研究院、陕西省中医医院米伯让研究所简介

为进一步做好中医流派的传承与创新，全面提升陕西省中医药研究院、陕西省中医医院在全国中医药界的学术地位及学术影响力，打造名院效应，使陕西省中医药研究院、陕西省中医医院成为中医药理论研究与临床实践科技攻关的重要平台及全国名老中医经验继承整理示范单位，在前期已开展的米伯让研究员学术研究及临床经验整理工作基础上，于2013年7月组建成立了陕西省中医药研究院、陕西省中医医院米伯让研究所。研究所所长由米伯让先生学术继承人、长安米氏内科流派代表性传承人、国家老中医药专家学术经验继承指导老师、陕西省首届名中医米烈汉主任医师担任，通过挖掘、整理、研究米伯让先生学术思想、临床经验、验方、著作、医学相关音像资料及米伯让老中医经验信息化整理与传承模式研究，出版了《米伯让文集》《米伯让先生医案》《中华中医药昆仑·米伯让卷》《中医临床家米伯让》《米伯让手书校录中医经典》等著作及音像资料，米伯让研究所在传承中创新，在创新中发展，取得了诸多成果。

八、人物传记纪录片《一代大医米伯让》DVD简介

为了纪念一代大医米伯让先生95周年诞辰，由陕西电视台节目交流中心摄制、面向海内外发行的人物传记纪录片《一代大医米伯让》，于2014年由陕西音像出版社出版。DVD采用图片、影像资料、人物访谈等形式，追忆了大医的德艺双馨，缅怀了大医的时代风范，全面介绍了米伯让先生从少年时期苦读经史、精研岐黄仲景的求学经历、师从关

附

录

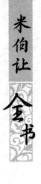

系，到青年时期追随黄竹斋先生学医、工作经历、职务、学术成就、突出贡献、医事活动、社会公益、所获荣誉等，真实地记录了米伯让先生为陕西乃至全国的中医药事业发展所做出的卓越贡献，反映了米伯让先生深入实践、严于律己，首重医德、治学严谨，勇于创新、敬业奉献，尊师重道、热心公益的高尚品质。

片中首次公开了米伯让先生诊治患者、临床带教、授课及学习的珍贵的影像资料，部分图片也是第一次展现在世人面前。

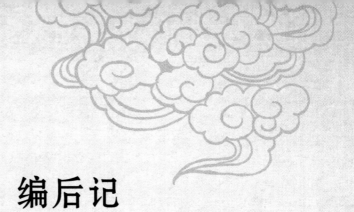

编后记

　　2019 年是米伯让先生 100 周年诞辰，为了弘扬米伯让先生"敬德修业、报国惠民"的奋斗精神、学术思想和成才之路，做好名老中医药专家学术经验传承与创新工作，我们将米伯让先生历年所撰写的论著、医案、诗词、医事、临床经验等内容重新进行了整理，名曰《米伯让全书》。为了保持著作原貌，书中中药用量未做改动。

　　在编辑出版《米伯让全书》的过程中，得到了各级领导及陕西省卫生健康委员会、陕西省中医药管理局、陕西省中医药研究院、陕西省中医医院、米伯让研究所、长安米氏内科流派传承工作室的大力支持。2017 年 5 月，承蒙米伯让先生生前好友、国医大师邓铁涛先生为本书作序，一并致以衷心的感谢！对参与本书编辑工作的人员致以谢意！

　　米伯让先生一生著述甚多，研究纪念先生的文章亦多，因篇幅所限，仅选录了先生的部分论著及部分纪念、研究文章。由于我们的水平有限，谬误及不足之处在所难免，敬请批评指正。

编者谨识

2019 年 2 月